听香室医案

主　编　　王德群　边玉鸾

副主编　　庆　兆　边玉凤　边玉俊

编　委　　边玉龙　张华东　程铭恩

　　　　　边玉虎　陈文忠　费宗翔

　　　　　张　玲　彭星星　刘　校

中国中医药出版社

· 北 京 ·

图书在版编目（CIP）数据

听香室医案 / 王德群，边玉鸾主编 .—北京：中国中医药出版社，
2019.11（听香室医集）
ISBN 978 – 7 – 5132 – 5516 – 5

Ⅰ.①听… Ⅱ.①王… ②边… Ⅲ.①医案—汇编—
中国—现代 Ⅳ.① R249.7

中国版本图书馆 CIP 数据核字（2019）第 058940 号

中国中医药出版社出版

北京经济技术开发区科创十三街 31 号院二区 8 号楼
邮政编码　100176
传真　010-64405750
山东百润本色印刷有限公司印刷
各地新华书店经销

开本 880×1230　1/32　印张 8.75　字数 188 千字
2019 年 11 月第 1 版　2019 年 11 月第 1 次印刷
书号　ISBN 978 – 7 – 5132 – 5516 – 5

定价　39.00 元
网址　www.cptcm.com

社长热线　010-64405720
购书热线　010-89535836
维权打假　010-64405753

微信服务号　zgzyycbs
微商城网址　https://kdt.im/LIdUGr
官方微博　http://e.weibo.com/cptcm
天猫旗舰店网址　https://zgzyycbs.tmall.com

如有印装质量问题请与本社出版部联系（010-64405510）
版权专有　侵权必究

总序

边正方先生，吾祖父挚友也。他视我为孙辈，我称他为爷爷。

1958年，边爷爷曾巡回医疗来到我家乡安徽省全椒县马厂公社（即马厂镇），镇中心有一堵数丈高墙，绘了一大幅宣传画，一只大手正在抓一只横行的螃蟹，题目是"看你横行到几时"。问祖父，方知是边爷爷站在高桌上，手执竹竿，竿尖缚笔勾画出来的，吾心佩服其才气也。隔壁大祖父腹痛难忍，边爷爷药下病除，此胆道蛔虫也；又姑母疔毒走黄，命危旦夕，边爷爷从箱底翻出救命之药，一服而安。吾佩其治疗神奇也。这是童年的记忆。

1974年，我有机会到全椒县中学工作，常去县医院看望边爷爷，或带病人就诊于他。边爷爷用伤寒法治病效非凡响，见效快、疗程短，吾慕其医术高明也。

1976年，安徽省滁县地区（现为滁州市）办了一届"西医学习中医培训班"。边爷爷亲往执教，我因帮助县卫生局培训赤脚医生而争取一名额随去滁县，使我有缘成为边爷爷门生，一生中之幸事也。

边爷爷在培训班上，常夸我头乳喝得好！因我学之不杂，由自学中药，再随他学中医，习《伤寒论》，并勤奋好学。一天晚上，边爷爷转到学生宿舍，只见我一人捧着书用心阅读，他兴致勃勃取过去看是何书，这是学习《伤寒论》辅导之书。他翻到前言，看了几行，一下把书扔出去数丈远，"这样的书也能看！胡说八道。"我一头雾水，这是伤寒名家所著，觅到不容易。后来边爷爷告诉我："所谓真寒假热，真热假寒是说不通的。疾病无思想与理智，表现出的寒热皆真无假，只是在人体部位和层次不同，靠医者辨证准确而用药也。"

又一次，我看到杂志上一篇论文，介绍治疗瘰疬经验，觉得挺好。正好边爷爷在身旁，请其指点。他稍阅片刻，拿起笔在纸上留下一行字："集软坚散结之大成也！"写完后头也不回就走了。看着边爷爷背影，我知道自己又错了！

一天，边爷爷语重心长地对我说："一个人不仅仅需要好学，还要深思，学会思考，持之以恒，就会提高！"我把恩师之语记下来，成为一生的座右铭。

1977年下半年我随边爷爷临床，他当时已74岁高龄，每天半日班。边爷爷治病与他医比较，效果大不相同！我庆幸自己找到了"明师"！

有一产妇面色㿠白，舌质红润，虽是夏秋之季，畏寒特甚。边爷爷方中既有祛寒之附片，又有清热之黄连，寒热看似杂陈，其实序度井然。患者二诊未遇边爷爷，请另医治之，我在其旁。此医知上方效佳，但看不明白，既然畏寒，上方有附片，用吧！但又不敢多用，减半。谁知患者次晨赶来最早，服二诊药后畏寒特甚，几乎难以忍受。边爷爷看了前医所用之方，笑笑，知其医未懂其内涵。其实边爷爷治病重视舌、脉，尤其舌诊，根据舌质、舌苔及润燥，参以脉之强弱、大小、浮沉治之。前因舌质虽红，但有薄白润苔，用附片祛寒，而内火甚，必有清火之剂；次诊，表寒已尽，再用附片恰如火上烧油。内火炽盛，外则畏寒更甚。三诊边爷爷从新调治，不日即愈。

　　我随边爷爷时间稍长，似乎能看出一些诀窍。一日，患者找某医诊治癫痫未遇，因我另半日伴此医抄方，央求我给他续方。患者服前医之方，久治无效，我遂改为边爷爷之法，治以化痰、散结、润下。二日后复诊，患者告之现发作次数已减四分之三，偶有发作，十分高兴！随后又复诊两次，疗效肯定。原医上班后，患者告知吾治效果，此医问用何方，未敢实告，只云加火麻仁、元明粉等。他很兴奋，要我把此案整理出来，此等效果难获！其实他的方法永远无法获此殊效也。

　　有远道赶来求医之癌症患者，告知十年前家乡曾有一胃癌患者，术后复发，原医院已不收治，抬至全椒县医院也不收治，病家求边爷爷诊治。边爷爷在走廊诊治处方，春节将至，严寒冬季病人在外诸多不便，遂让患者回家服用。过了一段时间，患者恢复甚佳，自己步行二三十里路赶来复诊。边爷爷也回忆起来，此为一女性胃癌病人，约治三四次后，就未再来。获此信息，我利用周末骑自行车一路寻去。见面后，了解了服了边爷爷中药，恢复较快，后来渐渐一切正常，家务、上街采购均是她在操持，精神状态很好。

边爷爷曾治疗很多癌症，尤其对十分凶险之白血病患者多有良效，也有不少治愈病例。血液病的诊治惊动北京，曾有专人来访，征求专方，边爷爷均是辨证治疗，并无专方。他曾高兴地写信告诉我，近日遇到一例从未见过的红斑狼疮患者，仅凭辨证治疗，很快痊愈。

我随边爷爷学习不足一年，还未入门就随恢复高考的机会而入安徽中医学院药学专业学习，边爷爷甚感惋惜和伤感！信中曰："伯牙为失钟子期而碎其琴，盖亦为知音之难得也。当碎琴之时，其悲怨为何如耶？若有人，心有所会，学有所得，而无可告语者，其悲苦岂少于伯牙碎琴之事哉。东坡有言：'渺渺兮予怀，望美人兮天一方。'"后次女玉凤继承父业，成为全椒县名医，她待病人如亲人，循循开导，多方关心与病人为朋友，不分上下班接诊患者，终因劳累过度突发疾病倒在岗位上。她对父亲医集出版盼之久矣，积极配合尽力收集资料，未亲见父亲医集出版，悲夫痛哉！

我祖父去世，边爷爷心情沉重，撰写五首诗以纪念之。如七律一首，题为"挽王稼老"："忍看乔木摧枯尽，叶落疏林怅岁寒。蔬食幸能过九九，禅功想已破三三。百年事业休评议，十载睽违更老残。自古人生谁无死，为公不禁一潸然。"又安慰祖父的学生一首"致业广"："显实开权法最尊，大无碍智可通灵，死生老病人间事，假象如何便作真。"祖父是一位笃信佛教的居士，82岁逝世，正所谓"蔬食幸能过九九"。边爷爷的诗中佛理与世间理融合，原来其弟兄四人均出家九华山，又是闽南佛学院首期学员，与懒悟、巨赞是同窗好友。边爷爷在29岁时就是九华山最著名的

“祇园寺”方丈，后来46岁还俗，以医济人。

一次信中，边爷爷告知欲赠书法作品予我，十分高兴！我从小随祖父习书法，在家乡小有名气，后来专心医药，不再接触。虽然在祖父与老友书法大家林散之先生联系中，常当信使，对书法作品只是一般欣赏而已。当欣赏了边爷爷书法后，心灵是一种震撼！难怪他的子女均云，在他们眼中，未见多少书法家超过其父者。在边爷爷的《听香室诗书画》集中，真如此也。他在九华山出家时，曾替九华山玉屏峰下慧居寺书写一副自撰对联：“长江此仙堑，云海苍茫，时闻天风传塔语；九华真佛国，梵宫巍峻，日照神岭散炉烟。”我有机会登九华路过慧居寺时，必驻足瞻仰和留影，怀念八十多年前的边爷爷书法遗珍！

边爷爷之画更有特色，既有文人们喜爱的山水和四君子（松、梅、竹、兰），更有与佛教相关的荷花、菊花，甚至蔬菜，还有孔雀、虾趣等。对于画一窍不通的我，不再多述，读者可欣赏选录边爷爷的绘画作品。

边爷爷于诗文、书画、医学研究颇精深，但最大的贡献莫过于中医。他7岁丧父，14岁在姐丈家学习中医外科，获很多李自成随军医生王氏的外科良方，后又由外科而内科。在医学理论上，先温病，后发现伤寒法优于温病法，用数十年时间，攻读并悟出很多至理，先后两次担任《伤寒论》教师，为全椒县和滁县地区（现为滁州市）培养了一批重视学《伤寒论》的中医。62岁时写出了他学习《伤寒论》心得《伤寒扫尘论》，内有诸多全新的论点，对习医者颇有启发！

例如：

· 伤寒为万病立法。

·仲师立"伤寒""中风"此二名，是作为全论的总冒来提贯全文的，是全论之经。成氏（无己）把它只做太阳两个病证来看待，岂不害死了人。

·"六经"是全论之纬，做人体内外之分，既不离经，亦不为经所拘，是仲师的创作。"六经"证候是显示敌人所在之处，表里的深浅上下及敌我斗争情况。

·伤寒者从因立名，热病者从果立名。谓因伤于寒，结果则病热。

·伤寒必病热，热非寒变。

·万病皆邪正相争之表现。伤寒总持之法，即万病总持之法也。总持云何？一纲二目，一纲即名曰伤寒是也；二目即"风"与"寒"二名是也。所谓二目者，从太阳至厥阴皆普遍以之为目也。

·《活人书》训阴阳为寒热，河间驳之，至为明确。而三阳为热，三阴为寒之说，至今仍脍炙人口，古今来误人多矣！病者何辜，遭其荼毒，思之恸心！

·寒为外邪，热为正气。

·执一御万，天下之至巧也。治医之道亦然。伤寒一论之所以统摄诸病者，以万病皆邪正相争之表现也。证候虽多，其理至约。仲师执此为论，故文少而义无不赅。后世学者，多谈玄妙，阴阳营卫，神机出入。自以为"玄之又玄，众妙之门"。或旁征博引，自眩渊雅，实则自欺欺人，苦尽苍生，此何事乎？罪莫大焉。

·一般医籍总以肝胆记左关，脾胃记右关，然不知肝胆居人身之右，其相应当在右。例如：人身之左面生肿疡，左脉必大数，反之也是。唯李东垣说过，左右手是指医者，而不是病者，如是，则病人之左手正当医者之右手；病人之右手当是医者之左手，乃符合实际矣。

边爷爷原名边宝新，成年后，自改名边正方，乃立志方正做事，方正做人之意。出家法号宏志，亦寓志向宏大也。75岁时，写了一首长诗，以表达志在万里之外，以及医学上独特见解，不被世人理解，甚至被人误解为醉语。虽然不想青史留名，也不管良相良医，但对医界误入歧途，生灵涂炭，誓为之昭雪，"所仗还有心头热。誓当横戈跃马作前锋，荡开妖垒逞雄烈！"所以，他到90岁仍给人看病，还欲在疑难疾病上闯出新路来。诗名"七十五岁初度信笔"。

> 七十四年过去，七十五岁从斯。
>
> 过去一事无成，今后可想而知。
>
> 落花流水无情，赚得两鬓如丝。
>
> 不想青史留名，哪问良相良医。
>
> 人生岂能无欲，要当与世有益。
>
> 志应在万里之外，岂仅如老骥伏枥。
>
> 医虽小道利人宏，理应奋发乘长风。
>
> 曾过兰台饮杯酒，醉语语人人不从。
>
> 人人各有玄妙法，五行五脏相制克。
>
> 来自内难皆圣言，后人谁敢不守则。
>
> 圣经岂能皆无过，精粗真伪需分别。
>
> 百年之前有叶吴，温邪上受三焦列。
>
> 大言门对仲景开，欲与六经争雄杰。
>
> 天下从风少异言，顿使浓云蔽日月。
>
> 春夏秋，不用说，冬天也有温邪杂。

凡是有病皆温邪，伤寒论方置高阁。

可怜四野怨魂多，谁能为之一昭雪。

兰台酒，力不弱，一醉到今未醒彻。

虽然老眼已昏花，所仗还有心头热。

誓当横戈跃马作前锋，荡开妖垒逞雄烈。

边爷爷引导我学会思考，走正中医药探索之路，我心存感激！我的恩师边正方先生的《听香室医集》能成功出版，首先感谢母校安徽中医药大学在我退休后仍为我创造条件，专门成立了"王德群教授工作室"，并配备专职教师帮助整理、编辑资料。此部医集缘起于中国中医药出版社邹运国编辑，我们在烟台参会期间，他敏感地捕捉到边正方先生著作的重要价值，出谋划策帮助我们完成初稿，并在出版社立项。邹编辑是一位负责任和守信的人，当他工作另有安排后，仍将该书稿交由中国中医药出版社，随后王秋华主任非常热心负责地安排、规划此书，做了很多前期工作，以致后期的编辑出版工作非常顺利。刘聪敏、刘喆两位编辑辛勤认真的工作，也为医集增辉良多，谢谢！

王德群

戊戌年二月廿四日

前言

　　《听香室医案》是边正方先生诊治病人的临证实录，由他自己亲笔所记。我们共收集了 800 例，因篇幅受限，该集从中选择 300 余例。

　　出版社审阅初稿后，建议我们补写一些按语，以便读者理解。经与该集整理的学术指导任何先生反复商讨后，觉得以不写为妥。因为边正方先生思路新颖，思维独特，在整理时，必须仰视。其内涵深邃，非浅尝辄止者所能解析，若勉力为之，恐误后人！

　　医案中的附片宜先煎；龙骨、龙齿、牡蛎、石决明、磁石等均宜杵后，先煎。具体处方中不再分别标出，请在参阅是注意。有的医案用了何首乌、夜交藤、黄药子等，因当时未发现损害肝脏，现已知其毒，当避免之。方中尚有土龙骨、胡黄连、黄连素等，因当时龙骨、黄连缺货而替代之。

我曾于1977年下半年随边先生临床数月。边先生治疗一些常见病往往随手而愈，从不留医案。一次，正值暑天，邻居尹某前来就诊，边先生诊断后说，这是典型的桂枝汤证，处以桂枝汤原方就完全可以了，尹某服桂枝汤两剂即康复了。此类病例，边先生治之甚多，从不留存，他认为太简单了。

　　边先生学医经历独特，先习中医外科，再到中医内科，继而内外合璧；早期习温病，后尊伤寒，又在两次中医班任教中，对《伤寒论》的探索而悟之甚深，著有《伤寒扫尘论》；自此后，运用伤寒法，在血液病和肿瘤治疗中探出一条独特之路，拯救了不少生命。

　　边先生医案曾有弟子帮助整理，他们试写的按语非边先生之原意也，不仅无法帮助读者理解，反而容易造成学习障碍。鉴于此，我们将边正方先生的医案原貌推出，让读者自己去思考、体悟，这或许是最佳之法！

主编　王德群

2018.5.30

序

中医医案的滥觞——"仓公诊籍"首记载于《史记·扁鹊仓公列传》中，25 则诊籍其内容涉及内、外、妇、儿、口腔等各科 23 种病证。直至隋唐五代，仍未有医案专著问世。到金元时，医家立案、医籍附案开始增多。

许叔微之《伤寒九十论》，乃我国现存最早的伤寒专科医案，其记载完整，辨证方药精准规范，疗效显明，且多创见。至于《普济本事方》《小儿药证直诀》《妇人大全良方》《本草衍义》《儒门事亲》《兰室秘藏》《丹溪心法》《十四经发挥》等著作，皆附有部分医案，以案证理，各有发挥。明清时期，个人医案专著大量出现，代表性医案著作有《石山医案》《孙文垣医案》《薛氏医案》《芷园臆草存案》《两都医案》《寓意草》《临证指南医案》《未刻本叶氏医案》《洄溪医案》《吴鞠通医案》

《程杏轩医案》《王旭高医案》等。

20世纪50年代以后，刊行的医案专著不胜枚举，较有代表性的如《王仲奇医案》《章次公医案》《岳美中医案集》等医案遗珍。

"中医之成绩，医案最著"（章太炎）。医案著作是人文医学科学的精粹，主要学术特色是"宣明往范，昭示来学"。历代医案理法有据，风格各异，医案中所反映的辨证、立法和方药，是防治疾病中值得进一步开发的重要内容，这就说明医案著作具有非常重要的借鉴意义和考阅价值。

安徽全椒县名老中医边正方先生，行医70余年，学验颇丰，亦工诗文，擅书法，其医著有《伤寒扫尘论》《正方医话》《伤寒论备讲》《听香室医案》，乃医林一簇锦。

《听香室医案》由其学生王德群教授整理，精选正方先生医案300余例，多为先生晚年所治病案。正方先生强调辨证论治，绝不寄望于特效药，守先识病后论治，治随证转。从医案中可窥见先生于临床诊脉察苔、识证组方、议药论医、质疑救误、遵道重德、治病救人的轨迹。先生治学为医，乃学贯寒温，由难往易，源远流长。

是为序。

安徽省中医文献所研究员　任　何

戊戌春日

写于合肥梦园倚云居

目 录

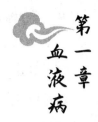

一、血小板减少

医案 1

高某，女，30 岁，安徽省全椒县白酒公社吴山大队高蒋小队。

1975年11月5日初诊：牙龈出血，先在下龈，近来上龈亦有之，血小板今日化验为85000/mm³，舌光绛，尖多朱点，头昏乏力，脉较小数，手心热，大便时干，食纳尚可，近因感冒而较差也，四肢有小出血点，口干。

黄　芩 10g	川黄连 6g	仙鹤草 30g	茜　草 15g
侧柏炭 21g	血余炭 12g	生　军 6g	牡　蛎 60g
甘　草 10g	夏枯草 12g	枇杷叶 12g	防　风 10g 三剂

11月9日二诊：头昏已微，牙龈出血已很少，口干亦微，方后得大便，每日二三次，纳可。于上方，去生军，加块茯苓15g，墨旱莲12g，紫草10g。四剂。

11月14日三诊：血已甚少，口干喜饮，苔白较腻，尖多朱点，头昏，非跑路则无之，脉弱，便稀。

附 片10g 桂 枝10g 青龙齿30g 牡 蛎60g

仙鹤草30g 茜 草15g 血余炭12g 川黄连6g

紫 草10g 炒白芍12g 焦白术12g 磁 石60g 三剂

11月17日四诊:今日血常规:血小板计数120000/mm³,红细胞4000000/mm³,舌脉略同前,再予上方,去仙鹤草,加黄芩6g,侧柏炭15g。四剂。

11月22日五诊:情况更佳,早无新出血点,口较干,牙龈出血止,脉仍较小弱,再予上方,加二地各7.5g。四剂。

11月30日六诊:血常规,血小板计数130000/mm³,苔根白腻,尖多朱点,脉小弱,后身即有热感,于上方,去生地、桂枝、附片,加防风10g,黄芩6g,滑石12g,车前子12g,桑椹子15g,去白术。四剂。

12月5日七诊:溺已趋正常,头尚昏,再予上方,加夏枯草12g,丹皮10g,二芍各10g。少腹部微有疼感。四剂。

医案2

陈某,女,江苏省南京市。

1987年11月24日初诊:11月20日在南京检查血小板30000/mm³,据述,近来常感冒以致血小板下降也。现在尚鼻塞,舌苔薄白而底质红,舌尖及舌中显见朱点如小指肚大,胸痞,有时食下作翻吐,脉弱甚。血压100/70mmHg。食纳时佳时不佳,经多,拟方。

苏 梗10g 防 风10g 川黄连8g 山 栀10g

地榆炭30g 仙鹤草30g 茜 草30g 炙黄芪20g

党　参20g　桂　枝8g　附　片8g　乌贼骨15g

血余炭15g　三剂

12月15日二诊：12月6日在南京大桥四处医院血常规：血红蛋白9.5g/dL。牙衄仍有时较多，食后有时欲呕，舌偏光红，脉弱甚，内热盛，当偏于清法。

黄　芩8g　枇杷叶15g　川黄连10g　生地炭30g

血余炭20g　茜　草30g　仙鹤草30g　地榆炭30g

竹　茹15g　龟　甲30g　鳖　甲30g　龙牡各30g

甘　草10g　炒枳壳12g　四剂

1988年2月6日三诊：上治颇佳。今年1月20日结婚，饮酒少许后遂感不适。今齿衄较甚，血小板28000/mm³。舌质较红，少白苔，脉较软弱，咳嗽较剧，上法出入。

枇杷叶12g　生地炭30g　黄　芩10g　甘　草10g

生龙牡各30g　炒枳壳12g　仙鹤草30g　茜　草30g

竹　茹15g　血余炭20g　乌贼骨20g　桂　枝8g

防　风10g　党　参15g　大　贝12g　四剂

4月30日四诊：服上方后得孕两月，血小板锐减，肛中出血，遂人流，多日来欲呕，前五日血常规：血小板为34000/mm³。舌光红脉弱，当清之，上方去桂枝、大贝、防风，加陈皮8g，党参改用北沙参20g，加黄连10g，地榆炭40g，生姜8g。五剂。

5月25日五诊：今日血常规：白细胞8700/mm³，血红蛋白12.5g/dL，血小板74000万/mm³。自述1984年拔牙后即牙龈经常出血，近几日来胸不舒，时欲呕，项背及两肩不适。咽喉痛，右腮部痛，两臂有时痛。苔薄白，脉小，时以太息为快，上法出入。

桂　枝 10g　炒白芍 12g　炒牛子 15g　桔　梗 12g

炒枳壳 12g　姜半夏 12g　陈　皮 10g　防　风 10g

射　干 12g　甘　草 10g　生　姜 8g　川厚朴 10g　五剂

二、再生障碍性贫血

医案 1

刘某，男，21岁，安徽省全椒县南屏公社。

1974年2月15日初诊：吐血、衄血、便血、尿血，遍身均可见散在性出血点，新旧杂呈，右目充血，左腰酸痛，精神萎靡，面色苍白。骨髓及血细胞形态学检查报告：骨髓增生极度低下，全片很少见到有核细胞，多核细胞2%，淋巴细胞97%，嗜酸性粒细胞1%，未见到幼红细胞及巨粒细胞，成熟红血球形态正常。周围血细胞检查报告：白细胞850/mm^3，中性粒细胞25%，淋巴细胞71%，单核细胞4%，血红蛋白2.7g/dL，红细胞1190000/mm^3，血小板70000/mm^3，诊断为再生障碍性贫血。余诊之：脉来如葱管，浮大中空，苔白，舌质现乌斑，此乃元阳大亏，不能摄血之证。急救阳以摄血，庶希挽危于万一。

附　片 12g　桂　枝 10g　白　芍 15g　仙鹤草 30g

茜　草 21g　龙　齿 24g　牡　蛎 30g　珍珠母 60g

甘　草 10g　夏枯草 15g

2月16日二诊：服药后衄止，原出血点已渐消失且无新发者，知饥欲食，可进粥一大碗，顷刻又饥，饥则欲食，是佳兆也，此系虚阳上扰，非为实火。脉已平软，舌上乌斑濒尽。上方加黄芪12g，党参12g，改龙齿为花龙骨30g。

2月17日三诊：晨起发热又见咽痛，脉来浮数，苔白质红，此外感之征也，嘱将上方第二煎暂停服。

防　风10g　炒牛子10g　射　干10g　黄　芩10g

紫　菀10g　法半夏10g　仙鹤草30g　茜　草21g

甘　草10g

2月18日四诊：第一煎后热即退尽，咽痛亦微，唾中稍夹血，微欲呕。病家以为外感已愈，即自行停服第二煎，余促其速将第二煎服下。下午往视，唾中已无血，咽痛更微，亦不呕恶也。予上方出入，嘱将此方与十六日所剩方合煎同服。

藿　香10g　法半夏10g　陈　皮6g　炒牛子10g

射　干10g　仙鹤草30g　茜　草21g　甘　草10g

2月19日五诊：上方服后情况甚佳，右目充血濒尽，微有盗汗，左腿屈伸时微有疼痛。舌质转红，白苔渐去。

附　片10g　熟　地12g　桂　枝10g　秦　艽10g

当　归10g　炒三仙各10g　白　芍12g　甘　草10g

桑寄生15g　仙鹤草30g　茜　草21g　花龙骨30g

牡　蛎30g　山萸肉12g　珍珠母60g　甘枸杞12g

石决明30g

2月20日六诊：情况更佳，已能在房内外活动，食猪肝、鸡蛋无不适，上方加山药12g。

2月21日至4月10日七诊至三十一诊：此间几遭外感，先后并发尿浊、肛裂及局部感染，均宗上法随证化裁治之，获效皆显。1974年2月26日后，患者已不再有任何出血现象。

4月11日三十二诊：诸恙悉愈，唯耳鸣未除。脉偏浮数，苔薄白，舌质透红。

<blockquote>
龙　齿21g　牡　蛎30g　夏枯草15g　黄　芩6g

桑　叶10g　块茯苓15g　炒二芽各12g　车前子12g

仙鹤草30g　珍珠母60g
</blockquote>

4月12日三十三诊： 右颈强不适，右肩微痛，小溲黄。血常规检查：白细胞5900/mm³，中性粒细胞45%，淋巴细胞52%，单核细胞3%，红细胞3590000/mm³，血红蛋白6.8g/dL，血小板77000/mm³。脉软较浮数，苔仍偏水白，复招外感也。

<blockquote>
桂　枝10g　防　风10g　制二乌各6g　白　芍12g

块茯苓15g　泽　泻12g　焦白术12g　　二剂
</blockquote>

4月14日三十四诊： 右项仍强硬不适，脉较浮，苔白质略红。

<blockquote>
桂　枝12g　附　片12g　白　芍12g　苍耳子12g

夏枯草15g　干　姜6g　红枣四枚　　花龙骨21g

牡　蛎30g　磁　石30g　珍珠母60g　焦山楂12g

甘　草10g
</blockquote>

4月17日三十五诊： 右侧头面作麻、耳鸣。上方去桂枝，加女贞子30g。

4月26日三十六诊： 数日来上腭疼痛，日来更甚，脉软浮洪，苔水白。上方去干姜、红枣，加磁石30g，茯苓15g。

4月30日三十七诊： 健如常人。复查血常规：白细胞5000/mm³，中性粒细胞57%，淋巴细胞43%，血红蛋白7.4g/dL，红细胞3600000/mm³，血小板100000/mm³，遂停药。

附记：1974年5月6日，经南京市白下区中医院复查，血常规报告：血红蛋白12g/dL，白细胞4500/mm³，中性粒细胞74%，淋巴细胞21%，嗜酸性粒细胞5%，血小板115000/mm³。

1978年10月7日，笔者对患者作了家庭随访，悉患者体格素健，问无小疾。

原始病历：1974年1月，感两腰及胸骨处疼痛，以右腰为甚，此间曾数次至全椒县医院门诊，分别给以抗风湿药及伤湿止痛膏治疗无效。半月后见巩膜充血，两腰疼痛剧烈，不能睡觉。

医案2

蒋某，男，36岁，安徽省合钢工人。

1974年9月21日初诊：查患者原始病历，1968年5月31日血常规检查示：白细胞2900/mm³，红血球2700/mm³，血小板39000/mm³。经治疗后血小板时升时降，最高至70000/mm³。该患者曾于安徽省白求恩医院治疗，行左右髋骨骨髓穿刺确诊为再生障碍性不良性贫血，今就诊于合钢冶金局医院。现头昏腿酸，上身多汗，舌质淡，苔白，脉软小，血小板仅20000/mm³，牙龈时有出血，有时鼻衄，心慌耳鸣，食少，面色苍白，有潮状。

附　片12g	桂　枝10g	青龙齿30g	牡　蛎30g
珍珠母30g	苍耳子10g	仙鹤草30g	茜　草15g
茯　神15g	白　芍12g	炒甘草10g	党　参12g
炮内金10g	远　志10g	柏子仁15g	熟酸枣仁15g
磁　石30g	二剂		

9月23日二诊：症状皆有所减，但食后仍脘胀，予上方，加附片3g，干姜6g，炒三仙各10g，法半夏10g。二剂。

9月27日三诊：情况更佳，汗可及全身，苔中白腻，予上方，去法半夏、甘草，加姜半夏10g，茯神6g，夏枯草12g。二剂。

9月29日四诊：第一次来诊时，行步尚须人扶掖而行，现在可自行前往，精神佳，面色转红润，咳嗽。药房三仙、夏枯草短缺，故去之，咳嗽，加紫菀10g，款冬花10g，阿胶15g，山萸肉12g，熟地15g。

1975年9月8日五诊：去年9月份，曾经余治疗数次后，即情况大见好转，饮食增加，精神大振，直至今日，精神不减，前一阶段未服药，以致牙龈出血。方后血已止，今苔白质淡，脉软小，下肢易怯寒，耳鸣（9月6日血常规示：血小板50000/mm³，白细胞2700/mm³，血红蛋白5.5g/dL，中性粒细胞68%，淋巴细胞31%，嗜酸性粒细胞1%）。

附　片 12g	炒白芍 15g	青龙齿 30g	牡　蛎 30g
磁　石 60g	苍耳子 12g	仙鹤草 30g	茜　草 15g
桂　枝 10g	焦白术 12g	炙首乌 12g	炒甘草 10g　十剂

医案3

於某，男，安徽省全椒县广平公社。

1975年6月19日初诊：患者6月13日于安徽省立医院确诊为再生障碍性贫血，住院初曾大量失血，至为骇人，经治疗半个月后情况皆佳，未再衄矣，仅大衄血后一两日间，稍有衄血一两滴，饮食佳，汗多，睡眠不佳。苔白，中部略有灰黑色，脉较浮芤，有时八九次一停，有时三十余次一停，来去稍涩。

安徽省立医院6月13日骨髓穿刺单：①骨髓增生活跃 G：E= 0.25：1。②红细胞系统增生活跃，均见以中晚幼红为主，时见分裂型红细胞大小不等。③粒细胞系统增生不良，中性粒细胞明显减少，其象内可见中毒颗粒（+++）。④巨核细胞系统增生不良，全片仅见一个颗粒型巨核细胞，血小板减少。⑤血涂片检查：中性粒细胞减少，血小板减少。意见：符合再生障碍性贫血表现。

防　风 10g	附　片 12g	白　芍 12g	青龙齿 24g
牡　蛎 30g	仙鹤草 30g	丹　参 12g	茜　草 15g
黄　芩 6g	柴　胡 10g	夜交藤 30g	合欢皮 30g
柏子仁 30g	熟酸枣仁 15g	三剂	

6月22日二诊：情况佳。20日血常规中血小板计数已增至110000/mm³，白细胞2000/mm³。予上方，五剂。

7月1日三诊：今日血常规示白细胞3900/mm³，血小板110000/mm³，血红蛋白3.7g/dL，红细胞2250000/mm³，中性粒细胞53%，淋巴细胞47%。出院，舌脉大致同前。

附　片 12g	桂　枝 10g	党　参 15g	黄　芪 15g
丹　参 12g	甘　草 10g	焦白术 12g	青龙齿 30g
牡　蛎 60g	磁　石 60g	白　芍 12g	仙鹤草 30g
茜　草 21g	血余炭 15g	防　风 10g	五剂

7月10日四诊：回家后服泼尼松片数日，今身肿，睡眠不佳，苔白较甚，予上方去丹参、甘草，加附片3g，块茯苓15g，泽泻15g，薏苡仁24g，夜交藤30g，合欢皮30g。五剂。

7月16日五诊：有时稍有鼻衄，嘱其停用泼尼松，苔仍水白，脉洪数、鼓指。

黄　芩 6g	青龙齿 30g	牡　蛎 60g	磁　石 60g
仙鹤草 30g	茜　草 21g	地　榆 30g	侧柏炭 15g
附　片 10g	块茯苓 12g	丹　参 15g	法半夏 10g
甘　草 10g	五剂		

本例死亡。

医案4

田某，女，13岁，安徽省全椒县公安局。

1987年5月1日初诊：4月4日在南京市立儿童医院骨髓穿刺确诊为再生障碍性贫血。今日血常规示血红蛋白3.8g/dL，白细胞2400/mm³，血小板70000/mm³，中性粒细胞34%，淋巴细胞66%。纳尚可，舌苔白质淡，脉弱多汗，鼻衄、齿衄日来少见，身部散见紫斑、小出血点，从经方治。

附　片 15g	桂　枝 15g	炒白芍 18g	焦白术 18g
党　参 15g	黄　芪 18g	龙牡各 30g	干　姜 10g
炙甘草 10g	仙鹤草 30g	茜　草 30g	地榆炭 30g
血余炭 20g	三剂		

5月4日二诊：服药后唇口见红色，舌质亦见嫩红，自觉饮食、精神较前为佳，汗已少，脉浮芤、微数，上方减附片至12g，桂枝至12g，干姜至6g，加党参至18g。四剂。

5月8日三诊：今日血常规示血红蛋白3.5g/dL，白细胞2900/mm³，血小板105000/mm³，中性粒细胞28%，淋巴细胞

70%。舌质淡，脉浮扎弱数，皮肤仍生细小红点，低热，上方加党参至25g，附片、桂枝仍用15g，加当归12g，去干姜。四剂。

5月17日四诊：头晕疼，腹痛脐部痛，舌苔白质淡，脉浮数，急按之无根，身体无出血点，食少则心慌，上法出入。

附　片15g　桂　枝15g　炒白芍15g　焦山楂15g
火麻仁40g　龙牡各30g　党　参20g　柏子仁30g
远　志12g　炒二芽各15g　仙鹤草30g　茜　草30g
血余炭20g　干　姜8g　　四剂

三、慢性粒细胞白血病

医案 1

张某，女，45岁，安徽省全椒县三合公社三合大队小朱小队。

1974年4月7日初诊：患者自去年腊月初十即感头痛，肢麻腰痛，食少无味，心中不适。安徽省人民医院确诊为慢性粒细胞性白血病。骨髓血细胞形态检查报告：骨髓极度增生，粒红比例12∶1，粒细胞极度增生，酸性与碱性白细胞增生，呈病理变化，血小板不多，血涂片检查白细胞多，核左移明显，核与浆发育不平衡，酸碱白细胞增多，淋巴细胞和红细胞均明显少。该院以白消安片治之，服药十日，不仅病情未转，而且不能食，近日强食母鸡一只，即呃逆，时呕吐，头痛加剧，左鼻不通，汗多，大便少解且干甚，面色萎黄少华，精神萎靡不振。白细胞167000/mm^3。苔水白，脉弱甚，此乃阴阳并损、气血双亏之症。法当温补，助其气血，并以潜纳通下之法佐之。

附　片10g　桂　枝10g　白　芍12g　焦白术12g

火麻仁30g　焦山楂10g　法半夏10g　龙　齿21g

牡　蛎30g　干　姜6g　陈　皮10g　当　归10g

柏子仁15g　元明粉6g(冲服)　　　苍耳子10g

炒二芽各12g　二剂

4月9日二诊：上药服后效若桴鼓，第一剂服罢后头不痛，肢亦不麻，汗渐少，鼻稍通，饮食知味，精神转佳，曾大便一次但不多。今日又觉头痛、腰痛如前，白细胞速降至80000/mm³，舌尖略红。上方桂枝、附片、元明粉、焦山楂、陈皮、苍耳子各加3g，加防风、丹皮各10g。二剂。

4月11日三诊：症又大减，精神颇佳，头痛仅局限于右眉棱至巅顶，已能食粥一碗多。白细胞降至60000/mm³，白苔渐去，舌质变红，脉小弱。综观脉症，是有转机也，前方进退之。

附　片10g　桂　枝10g　防　风10g　苍耳子10g

夏枯草12g　丹　皮10g　白　芍12g　枇杷叶10g

炒二芽各10g　花龙骨21g　牡　蛎30g　柏子仁15g

焦山楂12g　三剂

4月15日四诊：唾多口干不欲饮，腹内有热感，夜间有小痛，溺不黄。每日头痛仅片刻（两次左右），白细胞又降至14000/mm³，苔白腻稍灰，脉仍偏弱。仍宗前法。

附　片12g　桂　枝10g　白　芍12g　焦白术12g

花龙骨21g　牡　蛎30g　苍耳子12g　磁　石30g

干　姜 6g　　炒吴萸 10g　　块茯苓 15g　　珍珠母 60g

夏枯草 12g　二剂

4月17日五诊：过食咸肉、猪油、鸡蛋后，白细胞升至
37000/mm³，嘱勿食肉、蛋之类。予4月11日方，加白术12g。
二剂。

4月19日六诊：大便干结难下，汗出虽多口干已除，4月15
日方去炒吴萸，加火麻仁、炒枳壳、炒二芽各12g，生军6g。
五剂。

4月29日七诊：已能食干饭一大碗或更多，末两剂未用生军
故大便又干，汗多甚。仍予上方去干姜，另加胡黄连3g、附片
3g。三剂。

5月14日八诊：停药多日，别医以麦里浪片（白消安）治
之，血小板从服中药时的167000/mm³降至110000/mm³。嘱暂停
西药，但服中药观之。

医案 2

孙某，男，45岁，军人，安徽省蚌埠部队后勤部主任。

1975年3月26日初诊：慢性粒细胞白血病史，周身疼痛（四
肢及背肩等处），汗多，苔偏水白，脉小弱，初病即腿软、周
身无力，手麻。

附　片 12g　桂　枝 10g　白　芍 12g　青龙齿 30g

牡　蛎 30g　干　姜 6g　块茯苓 15g　党　参 12g

夜交藤 30g　桑寄生 15g　当　归 10g　三剂

3月28日二诊：身痛如前，予上方去党参，加防风10g。汗

已少，加紫草10g，薤白10g，干地龙10g。三剂。

3月30日三诊：今当着意于其周身疼痛也，其疼痛主要在尾椎以上脊椎之间。予上方加薏苡仁30g，块茯苓15g，泽泻15g，秦艽12g，全蝎6g（因无僵蚕故代用），白术12g，防己10g，黄芪15g，附片3g，独活10g，川芎10g，干姜2g，白芍3g，丹皮10g，桑寄生15g，去紫草。六剂。

4月10日四诊：上方服八剂（自加二剂），苔白薄，尖红较甚，脉微数，予上方，减附片3g、干姜2g，加紫草10g，身疼微减，白细胞总在1万左右，加当归10g，白芍3g，川黄连3g。三剂。

4月13日五诊：以往每一周左右则发身剧痛一次，每次要四五日才缓解，缓解时亦微有痛感，自治疗后，每次发作为时较短，仅二三日即渐解。昨日后背觉沉重而痛，汗已极少，苔偏白，脉较弱。

附　片18g	桂　枝12g	白　芍15g	当　归12g
秦　艽12g	龙牡各30g	川　芎10g	薏苡仁30g
块茯苓15g	泽　泻15g	全　蝎8g	夜交藤30g
白　术12g	防　己10g	桑寄生21g	干　姜10g
党　参12g	黄　芪15g	川黄连3g	丹　皮10g
防　风10g	独　活12g	四剂	

4月16日六诊：病情有好转，自谓现在阴雨天的情况，可与以前晴天相同，汗已少，以往下肢多甚，今但头上一点耳，苔白，脉小弱，胸中不宽，大便一日三次，予上方去党参、黄芪，加薤白12g、姜半夏10g。四剂。

4月22日七诊：情况佳，仍予上方，加干地龙12g、黄连2g、去独活、川芎、防风、防己，减附片3g，苔白亦较前为薄也，减干姜3g，去白术，加楂糖各10g。三剂。

4月26日八诊：即将出院，仍予上方，加僵蚕12g，附片仍为18g，去泽泻，干地龙加至10g，川黄连加至5g。七剂。

5月3日九诊：前方服完，复查血常规示白细胞15900/mm³，嗜酸性粒细胞1%，淋巴细胞2%，单核细胞3%，汗较多。

附 片18g	桂 枝10g	白 芍12g	焦白术12g
桑寄生15g	全 蝎8g	夜交藤30g	党 参12g
青龙齿30g	牡 蛎30g	块茯神15g	泽 泻15g
合欢皮30g	干 姜6g	姜半夏10g	三剂

5月16日十诊：苔白，较前为减，据述以往只要白细胞超过10000/mm³即身疼剧烈，汗亦加多，现在白细胞虽升至19000/mm³，身痛微，并不加剧也，汗亦不多，再予上方，附片减3g，加蜈蚣3g、甘草6g。二剂。

5月18日十一诊：情况同前，背部痛减，腨部有痛感（近来皆如此），再续上方，全蝎减2g，去附片，加制二乌各6g，甘草3g，蜈蚣2g。二剂。

5月20日十二诊：昨日血常规示白细胞15000/mm³，幼稚细胞16%，近数日来，身痛较甚，剑突处亦有微痛，苔白，舌尖端较红，脉细数，口干。

附 片18g	桂 枝12g	全 蝎6g	焦白术12g
桑寄生15g	青龙齿30g	牡 蛎30g	白 芍12g
茯 苓15g	党 参12g	薤 白12g	干 姜6g

秦　艽 12g　黄　芪 12g　当　归 10g　泽　泻 12g

紫　草 10g　二剂

5月22日十三诊：近日周身不舒畅，汗较多，予上方，去全蝎、紫草，加干姜3g，姜半夏10g，炒甘草10g。二剂。

5月24日十四诊：数日来，身痛较前为甚，周身无力，夜晚则轻减，精神亦佳也，苔脉大致同前，予上方出入。

附　片 18g　桂　枝 12g　秦　艽 12g　桑寄生 15g

当　归 10g　白　芍 12g　焦白术 12g　黄　芪 12g

防风各 9g　茯　神 21g　熟酸枣仁 15g　柏子仁 15g

泽　泻 15g　薏苡仁 30g　丹　参 10g　青龙齿 30g

夜交藤 30g　牡　蛎 60g　党　参 10g　薤　白 12g

紫　草 6g　干地龙 12g　二剂

5月25日十五诊：日来体痛（背部）轻减，但右胸肋疼痛不适，汗仍多，苔水白，尖端红鲜，胸中有烧热感，但体温正常，脉象同前，头昏。

元　胡 12g　附　片 15g　桂　枝 10g　桑寄生 15g

青龙齿 30g　牡　蛎 60g　焦白术 12g　茯　苓 15g

薤　白 12g　当　归 10g　姜半夏 10g　姜川朴 10g

川黄连 3g　干地龙 12g　干　姜 6g　泽　泻 15g

党　参 10g　甘　草 6g　白　芍 12g　苍耳子 12g

磁　石 30g　四剂

7月16日十六诊：情况大致同前，天已入伏，予上方，附片减3g，加全蝎6g，丹参15g。四剂。

医案3

高某，男，17岁，安徽省滁县军分区。

1975年6月6日初诊：患者去年10月中旬被诊断为慢性粒细胞白血病，血小板波动在30000～40000/mm³之间，近来淋巴细胞逐渐增至50%以上，骨髓穿刺诊断为再生障碍性贫血。病前常鼻衄，近半年来未鼻衄但上牙龈频频出血。舌绛多朱点，无苔、脉小、微数，肝大指半，脾脏扪诊微大，超声检查未见病灶，大便头硬，食仅一小碗，头昏。

常山6g(酒炒)	黄芩10g	青蒿10g	地骨皮10g
块茯苓15g	夏枯草15g	青龙齿30g	牡蛎60g
磁石60g	怀牛膝12g	仙鹤草30g	茜草21g
血余炭12g	鳖甲24g	炒二芽各12g	元明粉10g
川黄连6g	枇杷叶12g	甘草6g	六剂

6月27日二诊：上方连服两剂后，龈血即止，但胃中作翻难过，遂将药减半服之，病家以为药力过大。近一周未服药，牙龈又出血。苔磷白质仍偏红，尖多米点，脉小软而微数。昨晚体温37.4℃，今当仍在37℃。睡下头及颈项有汗出，右肋骨有时痛。

（6月25日在滁县部队医院化验：血红蛋白11.8g/dL，淋巴细胞49%，白细胞2300/mm³，血小板36000/mm³，嗜酸性粒细胞2%，中性粒细胞49%。）

附片10g	桂枝6g	炒白芍12g	青龙齿30g
牡蛎60g	法半夏10g	枇杷叶12g	竹茹10g

甘　草5g　　仙鹤草30g　　茜　草15g　　黄　芩6g

川黄连5g　　山栀子10g　　炒干姜3g　　二剂

6月28日三诊：上方服后，脘中不难，欲呕之势已轻减，齿衄尚有之。舌质红，朱点同前，脉小，人软，周身有出血点。再予上方去干姜、桂枝、附片，加紫草10g，黄芩3g，减白芍6g。周身有出血点，加茜草6g，磁石60g，夏枯草12g，侧柏炭15g，血余炭12g，地骨皮10g，珍珠母30g，杵鳖甲24g。二剂。

6月30日四诊：齿衄已止，舌仍红，多朱点也，脉小。

血余炭15g　　侧柏炭21g　　地骨皮12g　　青龙齿30g

丹　参12g　　紫　草10g　　姜半夏10g　　仙鹤草30g

茜　草21g　　甘　草10g　　鳖　甲24g　　夏枯草10g

炒干姜2g　　牡　蛎60g　　磁　石60g　　枇杷叶12g

川黄连3g　　二剂

7月2日五诊：今早齿衄较少，舌脉大致同前。现服方后，心不难过作翻也。予上方去干姜，加黄芩10g，川黄连3g。三剂。

7月5日六诊：三日来牙龈未再出血，精神渐佳，食纳亦增。予上方加鳖甲至30g、丹参至15g，加炒谷芽15g。三剂。

7月8日七诊：情况更佳，再续上方，加黄连2g，六剂。今日回滁，胃已适，食纳较初增加一倍，每餐可食四两米饭，人亦有力。

7月15日八诊：7月14日在滁县专区医院血常规查：白细胞3550/mm^3，中性粒细胞69%，淋巴细胞29%，嗜酸性粒细胞2%，血红蛋白9.0g/dL，红血球4140000/mm^3，血小板36000/mm^3。

齿龈仅有一点点处微出血，外用药多日未用，精神面色皆佳，血小板独少而已。

附　片10g　青龙齿30g　牡　蛎60g　黄　芩10g

川黄连6g　仙鹤草30g　茜　草24g　紫　草12g

血余炭15g　姜半夏10g　枇杷叶12g　甘　草10g

磁　石60g　丹　参15g　夏枯草12g　七剂

7月22日九诊：昨日化验血象与上次仿佛无甚出入，舌脉大致亦同前。再予上方去附片、姜半夏，加白芍12g，侧柏炭15g，北沙参12g，元参15g，麦冬15g。七剂。

7月29日十诊：饮食佳，精神气力皆好，一切情况皆佳，加山栀10g。再予上方六剂。

8月8日十一诊：一切情况皆佳，已如平人一般。但睡眠易醒，精神振奋，脉较数，口已不干，今化验白细胞4300/mm³，血小板38000/mm³。

青龙齿15g　牡　蛎30g　炒山栀10g　川黄连6g

黄　芩10g　紫　草12g　丹　参15g　甘　草10g

北沙参15g　夜交藤30g　合欢皮30g　朱茯神30g

枇杷叶12g　炒二芽各12g　侧柏炭15g　血余炭12g

生　地15g　六剂

8月25日十二诊：至今牙龈未出血，（8月22日血常规示：白细胞3500/mm³，血小板42000/mm³）昨日下午又开始出血，一夜未止，汗多怯寒，从上方出入。

附　片10g　炒白芍12g　青龙齿30g　牡　蛎60g

磁　石60g　仙鹤草30g　紫　草12g　茜　草21g

血余炭 15g　　侧柏炭 15g　　丹　参 12g　　黄　芩 10g

川黄连 6g　　炒二芽各 12g　朱茯神 30g　　六剂

8月31日十三诊： 上方服后未再出血，舌脉大致同前，再续上方。七剂。

9月9日十四诊： 舌绛仍多朱点，饮食较增，精神良好，脉仍小弱，头时昏（九月六日血常规示：白细胞 $3750/mm^3$，血小板 $42000/mm^3$）。予上方加夏枯草 15g，去附片。七剂。

9月19日十五诊： 一切情况尚佳。舌绛较淡，稍有白苔，脉较软数，梦多。再续上方七剂。

10月7日十六诊： 较上次有进步矣（九月二十八日化验：白细胞 $4250/mm^3$，血小板 $52000/mm^3$）。前数日感冒发热，今热已退，但稍有微咳。舌质红多朱点，脉微浮软而微数，感冒时食少，今已恢复，再予上方七剂。加川贝母 6g，生甘草 10g。

11月30日十七诊： 上方皆隔日服一剂，曾因感冒停服数日。今检查与以往大致相同，上学已两个多月，情况尚属稳定。下肢软，手不温，怯寒。仍予8月25日方，去二芽，加炒三仙各 12g，五剂。

1976年2月5日十八诊： 症状大致同前，余所处方有时缺青龙齿、磁石，故有时停药，有时或二日服一剂，牙龈出血减少。近日鼻塞，微有感冒。苔磽质红有小朱点，脉软小（白细胞 $4050/mm^3$，血小板 $59000/mm^3$）。饮食、大小便如常。

防　风 8g　　荆　芥 8g　　炒牛子 10g　黄　芩 8g

川黄连 5g　　仙鹤草 30g　茜　草 15g　紫　草 10g

丹　参 12g　侧柏炭 12g　代赭石 18g　青龙齿 15g

牡　蛎30g　磁　石30g　五剂

2月10日十九诊：二月六日化验血小板计数仅20000/mm³，白细胞2750/mm³，七日（正在服上方）白细胞稍增为3850/mm³，血小板为50000/mm³，今感冒已愈。予上方去防风、荆芥、炒牛子后，代赭石增至30g、川黄连至6g。十剂。

7月13日二十诊：在此一段时间内，或服药或停药，有时亦稍用西药（血小板20000/mm³，白细胞4000/mm³，血红蛋白15g/dL）。近日食纳少，精神未减，苔硗少，尖边多朱点，质偏红，脉较小弱，溺时黄。有时有出血点，四肢欠温。

炙鳖甲30g　败龟板30g　青龙齿21g　牡　蛎60g

紫　草12g　丹　皮10g　仙鹤草30g　茜　草15g

枇杷叶12g　炒三仙各9g　附　片10g　桂　枝10g

川黄连5g　丹　参15g　四剂

医案4

史某，男，49岁，安徽省全椒县大墅公社牛心大队大张小队。

1985年11月30日初诊：南京大学医学院附属鼓楼医院血液学实验室血细胞检查报告：慢性粒细胞型白血病。自述：脾脏肿大已大半年，由小渐大，今如掌矣，且硬，头终日昏昏然，双目难睁，如按压脾脏则较适也，饮食精神尚可，大便时稀时干（今日血常规：血红蛋白10g/dL，白细胞23200/mm³，血小板80000/mm³，中性粒细胞58%，淋巴细胞15%，幼稚细胞25%）。舌苔偏白，脉偏弱微数，拟方温补为主。

附　片 15g　桂　枝 15g　龙牡各 30g　炒白芍 18g

　　焦白术 18g　党　参 15g　炙甘草 10g　制香附 15g

　　元　胡 15g　川厚朴 15g　陈　皮 12g　姜半夏 15g　七剂

12月23日二诊：自述：精神大佳，饮食亦佳，以往食一次即解大便一次，今亦较可，舌脉大致同前（今日血常规：白细胞75200/mm^3，血小板155000/mm^3，中性粒细胞40%，淋巴细胞1.4%，幼稚细胞46%）。上方加附片至20g、炒白芍至20g、白术至20g、党参至20g，加干姜8g，加香附至18g、元胡至18g。七剂。

1986年1月2日三诊：自述：劳累又着凉咳嗽，纳尚可。苔薄白脉浮软有汗，头痛面目浮肿，倘致发热，病必恶化，脾肿大处按痛（今日血常规：血红蛋白6.2g/dL，血小板83000/mm^3，白细胞22400/mm^3，中性粒细胞52%，淋巴细胞46%，幼稚细胞44%）。拟方补救之。

　　附　片 15g　桂　枝 15g　麻　黄 10g　杏　仁 15g

　　炒白芍 20g　焦白术 20g　炙甘草 12g　防　风 12g

　　生　姜 10g　红　枣 6个　块茯苓 20g　三剂

1月8日四诊：咳已减，但外邪未全去也，苔薄白尖红脉浮数（今日血常规：血红蛋白8.0g/dL，白细胞83200/mm^3，血小板110000/mm^3，成熟粒细胞53%，幼稚粒细胞47%）。上方加炮山甲10g，紫草12g，川黄连5g，龙牡各30g，元胡18g。三剂。

四、急性白血病

医案1

童某，女，3岁，安徽省全椒县复兴公社坚强大队童槽坊小队。

1977年4月26日初诊：自阴历腊月三十开始发热、呕吐，后四月七日在安徽某医院经治疗后呕吐止，继之全身出现瘀斑、不规则之发热，至今瘀斑不断出现，头昏全身发软，食欲减退。四月十四日出院，患者被诊断为急性单核细胞性白血病。目前贫血病容，体瘦，腿肚有紫斑，苔偏白，尖端有齿痕，并有裂纹三四条，约半市寸长，不深而稍宽平。脉细弦较数，食可碗许，昨晚发热，至今热未退尽，体温37.9℃，大便干硬，自汗较多，虽汗热未退，发热则头痛，服泼尼松八日，今日停服。

附　片10g　桂　枝10g　炒白芍12g　紫　草10g

党　参12g　茯　苓12g　龙牡各30g　夏枯草12g

青　蒿10g　二剂

4月27日二诊：已不发热，精神亦佳，瘀斑无新发现者，舌脉略同前，再予上方，加火麻仁30g（大便头硬），首乌12g，焦山楂10g，焦白术10g，仙鹤草24g，柏子仁12g。四剂。

5月5日三诊：苔白，质淡，脉浮数，食可碗许，大便干硬，溺正常，头昏人软，瘀斑仍出现，无汗。

附　片10g　桂　枝10g　龙牡各60g　珍珠母30g

威灵仙15g　党　参15g　黄　芪15g　防　风10g

荆　芥 8g　　苍耳子 15g　　仙鹤草 30g　　茜　草 24g

炒白芍 15g　　夏枯草 12g　　生　军 10g　　火麻仁 30g

郁李仁 24g　　五剂

5月11日四诊： 大便稀，今已正常，腹部时痛，苔水白特甚，亦淡，脉弦细数，从前法出入，至今未发烧，瘀斑已消，头时昏。

附　片 12g　　桂　枝 10g　　龙牡各 60g　　仙鹤草 30g

威灵仙 12g　　菝葜 12g　　党　参 15g　　黄　芪 15g

炒三仙各 10g　　炒白芍 15g　　当　归 10g　　珍珠母 30g

焦白术 12g　　五剂

5月18日五诊： 身体渐软弱，咽痛，从上方出入。已告诉病属，此病可能随时死亡也。请另就高明者。

桔　梗 10g　　生甘草 12g　　龙牡各 30g　　珍珠母 30g

磁　石 30g　　夏枯草 15g　　北沙参 15g　　太子参 15g

炙鳖甲 15g

附：不久患儿死亡。

医案 2

周某，女，14 岁，安徽省全椒县三合公社。

1975年3月27日初诊： 发热、咳嗽七日。自正月初五畏寒，继而发高热，咳嗽，咳白黏痰，量多，连续七日，每天午后起热，早晨即退，曾在当地治疗，被诊断为感冒，予感冒药治疗，共二十一日，后患儿家长发现其脸色渐萎黄，纳差，便去马厂医院就诊疑为"再生障碍性贫血"，转合肥某医院诊断为急性淋巴细胞性白血病，回我院治疗。目前头痛、头晕，二便正常，咳嗽，无呕吐，全身浅表淋巴结肿大。

附合肥某医院骨髓及血细胞形态学检查结果：中性粒细胞2%，原始+幼稚淋巴细胞30%，淋巴细胞64%，单核细胞1%，肉状内皮细胞1%，血小板54000/mm^3，白细胞3600/mm^3。

①骨髓增生明显活跃Ⅱ级。②淋巴细胞增生明显活跃，以原始核幼淋巴为主，占细胞54%，此类细胞核呈畸形，有1～2个清晰的核仁。③粒细胞系统增生减低，仅占有核细胞10%。④红细胞系统增生较低，成熟红细胞大小不等，时见嗜碱性红细胞与多色性红细胞。⑤巨核细胞全片（2×3cm）仅见2个，血小板少。⑥血涂片检查：以淋巴细胞为主，原淋占30%。

意见：急性淋巴细胞性白血病。

3月28日二诊：今苔白面黄，脉小汗多，四肢不温，喜引冷，早晨欲食梨子等生冷之物，身有出血点。

附　片12g	桂　枝10g	青龙齿30g	牡　蛎30g
白　芍12g	党　参12g	焦白术12g	干　姜8g
块茯苓15g	猪　苓12g	泽　泻15g	仙鹤草30g
茜　草15g	一剂		

3月29日三诊：昨方后已要吃饭，不饮冷矣，其父问其思梨子冷物否，病者答不想吃，热已退，再予上方二剂。

3月30日四诊：症状更见好转，一餐可食二分钱粥，而不久又饥饿也，牙龈出血止，肿渐消，苔脉大致同前，再予上方，加黄芪15g，炒甘草10g，炒楂曲各10g。三剂。

4月4日五诊：情况甚佳，再予上方出入。

附　片 12g	桂　枝 10g	青龙齿 30g	牡　蛎 30g
白　芍 12g	党　参 12g	黄　芪 15g	炒甘草 10g
焦白术 12g	块茯苓 15g	猪　苓 12g	泽　泻 12g
仙鹤草 30g	茜　草 15g	干　姜 8g	四剂

4月8日六诊：近日体温在38℃左右，昨日心里难过欲呕吐，其他血象皆转好，但血小板稍降低，大约为40000/mm^3，予上方，加青蒿10g，炒三仙各10g，法半夏10g，柴胡8g。三剂。

4月11日七诊：症状同前，体温夜间38℃，昨晚未食，今早食亦甚少，再从上方出入，便干。

附　片 12g	桂　枝 10g	白　芍 12g	炒甘草 6g
干　姜 8g	青龙齿 30g	牡　蛎 30g	炒三仙各 10g
火麻仁 30g	一剂		

4月16日八诊：咽痛，上方尚有一次未服，加甘草10g、射干10g。一剂。

4月17日九诊：情况尚佳，再予昨方，加党参10g，黄芩6g，食纳欠佳，减干姜2g。一剂。

4月19日十诊：体温总波动在38℃～39℃之间，微咳。

黄　芩 6g	青　蒿 10g	党　参 10g	云茯苓 15g
法半夏 6g	甘　草 6g	牡　蛎 60g	炒三仙各 10g
干　姜 3g	火麻仁 30g	附　片 10g	桂　枝 6g
青龙齿 30g	射　干 10g	磁　石 30g	常　山 5g	二剂

4月22日十一诊：情况日佳，咽尚微疼，热已悉平，再续上

方。二剂。

4月23日十二诊： 昨日12时体温忽升至40℃，予上方，加黄芩5g，僵蚕10g，鳖甲15g。一剂。

4月24日十三诊： 扁桃腺发炎、疼痛，体温至41℃，今日精神食纳皆差甚，脉浮，亟当解之，身部稍有出血点数处。

柴　胡 10g	葛　根 10g	连　翘 10g	金银花 15g
黄　芩 6g	炒牛子 10g	桔　梗 10g	甘　草 10g
射　干 10g	荆　芥 6g	茜　草 15g	紫　草 10g
块茯苓 12g	一剂		

4月25日十四诊： 再续上方一剂，以尽外邪也，昨方后，热即退。

4月26日十五诊： 热已退尽（血常规示白细胞：2500/mm³），从上方出入。

党　参 10g	焦白术 10g	黄　芪 10g	附　片 10g
龙牡各 30g	甘　草 6g	炒三仙各 10g	块茯苓 12g
茜　草 15g	仙鹤草 30g		

4月27日十六诊： 再加一剂。

4月28日十七诊： 再予上方一剂，加常山5g，柴胡6g，连翘10g，明日服之。

4月29日十八诊： 昨日食粥大半碗，又食油条一支，而食后又招风寒外袭，以致发高热至40℃，使暂停上药，以下方予之，嘱其即服，脉浮数。

柴　胡 8g	炒常山 5g	黄　芩 8g	甘　草 6g
青　蒿 10g	鳖　甲 15g	秦　艽 10g	党　参 10g

桂　枝 10g　炒三仙各 10g　一剂

4月30日十九诊：今早热已退，再予上方，去黄芩，加焦白
术12g，块茯苓12g，茜草12g，仙鹤草30g，附片10g。二剂。

医案3

许某，男，49岁，江苏省南京中央门外小市街。

1986年8月17日初诊：家属代述：1985年11月10日于南京大
学医学院附属鼓楼医院骨髓穿刺确诊为急性粒细胞性白血病。
经住院化疗（每月一次）缓解，四个月后复发，改为半个月一
次化疗。今年五月份住院化疗，周身痛，咳嗽已廿余日，痰
黏，治疗无效，咽喉破损疼痛。温度波动在35.8℃～40.7℃之
间，发热每日多在夜间十二时以后，发热时无汗，必用退热药
始能退也。约每日夜有十二个小时皆在发热中也，不发热则汗
多，如是者已二十余日矣。发热前有恶寒状，周身有出血点，
以腹部为多，腰下、股上有紫癜作硬块状。近日，上臂上亦发
现有之，近多日来不能纳，仅服稀汤而已。两足面肿，今较消
去。舌苔偏白，脉较浮弱，拟方兼顾。每早大便一次，量不
多，小溺不利。

附　片15g　龙牡各30g　桂　枝12g　柴　胡12g
炒白芍15g　焦白术15g　仙鹤草30g　茜　草30g
射　干15g　党　参15g　生黄芪15g　炒牛子15g
桔　梗12g　炒干姜8g　甘　草12g　青　蒿15g
磁　石40g　血余炭20g　姜半夏12g　陈　皮12g
紫　草10g　三剂

8月21日二诊：家属代述：前日服方（下午6时）后夜间发热已降低，昨日一天皆未发热，但昨夜又发热至40℃，为时甚短。咽喉肿痛，咳嗽未减，目肿已消。上方加附片至20g、龙牡各至50g、桂枝至15g、射干至20g、炒牛子至20g、磁石至50g，加麻黄10g，地榆炭40g，薏苡仁30g，去黄芪、青蒿、姜半夏、陈皮。二剂。

8月24日三诊：全身出血点渐少。昼夜各发热一次，热退则头痛，汗多也，上法出入。

附 片 10g	桂 枝 10g	麻 黄 10g	龙牡各 40g
磁 石 50g	柴 胡 10g	黄 芩 10g	甘 草 15g
仙鹤草 30g	茜 草 30g	紫 草 12g	姜半夏 12g
血余炭 30g	射 干 20g	地榆炭 40g	炒白芍 15g
北沙参 18g	枇杷叶 15g	薏苡仁 30g	云茯苓 18g
焦白术 15g	五味子 6g	生 姜 6g	红 枣 4个 二剂

8月27日四诊：体温较低，但热未退也，大便黑色。以其病中多食辛膻，难免有积滞也，拟通其阳明为法。

附 片 12g	桂 枝 12g	炙甘草 10g	生 军 10g
焦山楂 18g	仙鹤草 30g	茜 草 30g	地榆炭 30g
元明粉 6g（另包分冲）		厚 朴 12g	陈 皮 12g
柴 胡 12g	炒干姜 8g	一剂	

8月29日五诊：热已退净，但身部出血点增多。上法出入之，可专力于本证矣。

附 片 20g	桂 枝 12g	炒白芍 20g	焦白术 20g
龙牡各 40g	炙甘草 10g	仙鹤草 30g	茜 草 30g

地榆炭 40g　　血余炭 20g　　炒干姜 10g　　紫　草 12g

薏苡仁 30g　三剂

9月1日六诊：上方未服药，回家又发热。服上次方后，大便两日仅解两次，是积滞之未尽也。今于前方中加柴胡15g，炒三仙各15g，生军10g，元明粉10g。二剂。

9月3日七诊：方后得大便较多，然热仍不退，且至40℃左右，呕吐不能进饮食，是难为之证也。拟小柴胡法以求前一之效耳。

柴　胡 12g　　党　参 15g　　云茯苓 18g　　姜半夏 15g

黄　芩 10g　　青　蒿 12g　　生　姜 12g　　红　枣7个　二剂

医案 4

刘某，61岁，江苏省南京浦口东站。

1989年11月1日初诊：两月前即不适，后在南京八四医院经骨髓检查诊断为急性白血病，是何种白血病亦未注明（原检查报告未带），今日在本院血液检查示血红蛋白3.0g/dL，白细胞1900/mm³，血小板1930/mm³，中性粒细胞2%，淋巴细胞58%，幼稚细胞40%。面呈贫血，胸闷满，大便干结少解，苔白脉较浮数，胸部以上多出血点，不思食，食后则胀满加，拟方服后有效则佳，前曾有时发热。

附　片 30g　　桂　枝 20g　　炒白芍 15g　　姜半夏 15g

川厚朴 12g　　火麻仁 30g　　龙牡各 30g　　炒三仙各 12g

干　姜 10g　　陈　皮 12g　　炒枳壳 12g　　仙鹤草 30g

11月4日二诊：方后甚佳，胸闷减，大便正常，苔仍白，脉较前为平然仍浮数，昨晚有小热，精神转佳，汗多，上方加附片至40g，加木通15g，旋覆花12g，常山10g。

11月10日三诊： 上午低热，晚上高热至39℃（血常规示血红蛋白4.0g/dL，白细胞1800/mm³，血小板>10000/mm³）。不思食时欲呕，胸满，大便正常，舌苔白偏腻。注射退热针则退烧，时汗特多，脉浮弦数，上法出入。

柴　胡 10g　党　参 12g　姜半夏 12g　黄芩连各 6g

炙甘草 10g　酒炒常山 6g　炒白芍 12g　桂　枝 12g

附　片 15g　龙牡各 30g　生　姜 10g　炒三仙各 12g

旋覆花 12g　代赭石 20g

11月13日四诊： 胸中已较适，不闷满矣，仍发热欲呕，上法出入。

柴　胡 10g　菱皮仁各 12g　炙甘草 8g　黄　芩 8g

姜半夏 12g　陈　皮 12g　防　风 10g　青　蒿 12g

炒三仙各 10g　　　　炒白芍 12g　桂　枝 10g

生　姜 10g　葛　根 12g　桑　叶 12g　仙鹤草 30g

11月19日五诊： 患者未来，据家属代述：热已下降然尚未正常，大约38℃，汗时自出，下肢欠温，舌苔白稍见黑色，上方化裁。

附　片 20g　桂　枝 15g　龙牡各 30g　党　参 20g

炙黄芪 20g　柴　胡 10g　青　蒿 12g　炙甘草 10g

干　姜 10g　炒白芍 15g　仙鹤草 30g　茜　草 30g

地榆炭 30g　血余炭 20g

五、紫癜

医案 1

章某，男，30岁，安徽省全椒县广平中学。

患者因患血小板减少性紫癜入院，入院时血常规：红细胞2180000/mm³，血红蛋白4.0g/dL，白细胞总数6500/mm³，中性粒细胞64%，淋巴细胞33%，单核细胞3%，血小板57000/mm³。经中西医结合治疗（选用止血剂及清热、滋阴、凉血药）后，未获显效。

1972年4月2日初诊：全身均有出血点，时有鼻衄，巩膜充血，头昏、头晕，身瞤动，下肢不温，手足心多汗，口干、口渴且多痰，失眠多梦，夜间上半身自汗，连日发热怯寒。脉软小，苔白，脉症合参，宗真武汤意并佐以潜纳。

附　片12g　桂　枝10g　白　芍12g　干　姜10g
生牡蛎60g　生龙骨60g　柏子仁15g　远　志12g
夜交藤24g　磁　石30g　焦白术12g　仙鹤草30g

4月3日二诊：鼻衄止，头昏大减，痰少易出，热退身凉，精神复振。但觉口干，睡眠欠佳，上身仍多汗，大便先干后溏，脉仍软小，白苔渐去。上方加射干10g，茯神15g。

4月4日三诊：全身出血点已减少，唇转润，渴止，下肢回温，睡眠甚稳，精神大振，上方加猪苓12g。

4月5日四诊：昨日揭去鼻中血痂后痂痕处稍出血，白苔已净。上方加石决明30g（杵、先煎）。

4月6日～4月18日五诊至十诊：进方大致同前，鼻衄止，巩膜充血消失，全身出血点几近于无，患者已能上街游玩。

4月19日十一诊：昨夜忽发癫痫，精神大差，自谓稍不如意或稍多思虑则发癫痫，头痛不已，前方进退之。

附　片 12g　苍耳子 10g　磁　石 30g　朱茯神 24g

合欢皮 15g　夜交藤 24g　龟胶 12g（另烊、兑服）

黄　芩 6g　白　芍 12g　夏枯草 10g

4月21日十二诊：情况尚佳，大便色黑偏溏，上方加仙鹤草30g、远志10g、胡黄连3.5g。

4月23日十三诊：昨夜痫症发作两次，但较前减经，口干，脉软小，白苔加甚。上方去黄芩、胡黄连、夏枯草、龟胶，加焦白术12g，桂枝12g，干姜6g（茯神不用朱染）。

4月24日十四诊：未发癫痫，脉症大致同前。

附　片 12g　桂　技 12g　茯　神 15g　焦白术 15g

生牡蛎 60g　生龙骨 60g　磁　石 30g　法半夏 10g

干　姜 10g　炒神曲 10g　鸡内金 10g　二剂

4月26日十五诊：昨日多汗头痛，苔白不厚。

附　片 10g　夏枯草 10g　白　芍 12g　磁　石 30g

生牡蛎 60g　生龙骨 60g

服上方数剂后，诸恙皆痊遂出院。出院时复查血常规：红细胞 4450000/mm³，白细胞 6400/mm³，中性粒细胞 49%，淋巴细胞 49%，嗜酸性粒细胞 2%，血小板 146000/mm³。

医案 2

肖某，男，2岁，安徽省全椒县石沛公社海棠大队西肖小队。

1973年8月5日初诊：患者周身有多处紫癜，现以手指触之即发，稍高起皮肤，如指头大，不触处亦自发，下齿龈出血。血常规检查示：白细胞16600/mm³，血小板151000/mm³。苔白，脉小数有汗。

附　片8g　仙鹤草15g　紫　草6g　　白　芍12g

二剂（每煎分二次服，一日四次）

8月6日二诊：服上方后，紫癜已变乌斑渐隐没，下齿未再出血，未再发新者，以指触之亦不再发。咳嗽，汗不多，苔仍偏白，予上方加麻黄6g，杏仁6g，法半夏10g，陈皮6g，甘草6g。二剂。

医案3

张某，女，43岁，安徽省滁县粮站。

1974年4月30日初诊：患者肢关节有出血点，经来未净，量多，净后经血又回一点，四肢不温，苔偏白，腰酸，经来加甚耳，头昏，脉软，便干（血常规检查：血小板84000/mm³）。

附　片12g　炒白芍12g　花龙骨24g　牡　蛎30g

陈　皮6g　仙鹤草30g　火麻仁30g　地　榆24g

丹　皮10g　焦白术10g　苍耳子10g　夏枯草15g

甘　草8g　茯神苓各12g　生　军6g　　四剂

5月15日二诊：服后四肢已回温，经血六日即净，未再回（经前十余日乳即胀疼，上次未及），头昏，腰酸等均轻减，经每来皆提前数日，今距经期尚有十日，脘有时嘈，有时小腹痛。舌尖稍有细小红点，脉较小数，身微浮。

川黄连 5g	山 栀 10g	郁 金 12g	茺蔚子 15g
火麻仁 30g	炒枳壳 10g	炒二芽各 15g	块茯苓 15g
丹 皮 10g	夏枯草 12g	黄 芩 8g	二芍各 10g
柴 胡 10g	青陈皮 10g	附 片 10g	五剂

5月27日三诊：据来信说：恙情都有所好转，此次经量亦较少，亦无瘀块，因患者未来，加甘草6g，当归10g。再续上方五剂。

医案 4

张某，女，43岁，安徽省全椒县农林局。

1975年9月28日初诊：身上多发紫癜，偶有小红点，头昏、头晕、失眠，夜不能安，睡食皆少，烦躁，食后则阻闷，口干喜饮，苔白，脉弱，汗多，心烦。

附 片 10g	桂 枝 10g	青龙齿 30g	牡 蛎 30g
紫 草 10g	仙鹤草 30g	茜 草 15g	焦白术 12g
茯 神 21g	夜交藤 30g	合欢皮 30g	白 芍 10g

元明粉 10g 二剂

10月2日二诊：服上方后大便多次，睡可、纳佳，口干渴已止，予上方去元明粉，加苍耳子10g，炒三仙各10g，牡蛎30g、茯神10g。二剂。

10月5日二诊：每夜可熟睡四小时，仍好生气，气则有哭笑，不能自禁。苔根灰黄腻偏白，尖质略红，精神渐佳，胸满腹坠，手心热，食甘物则呕酸。予上方，茯神改用朱茯神加至30g、炒三仙各用至12g，加姜半夏12g。口微思饮，加磁石60g，如缺，以铁落代之，乌斑已消尽，以往牙龈常出血，今已止，去白术。三剂。

10月7日三诊：又得不少大便，食增，舌灰腻大去，舌质转红，脉较细，微数，头痛，人软乏力。予上方，减附片5g、桂枝5g，加丹皮10g、炒栀子10g，黄芩6g，夏枯草12g，贯众15g，木通10g，枳壳10g，甘草10g，加元明粉至13g。三剂。

10月12日四诊：情况佳，每夜可熟睡，梦多，食已增，胸中如有物阻状已除，溺黄热，舌偏红，灰腻苔已退尽，尚稍见黄色，脉小弱。

听香室医案

036

朱茯神 30g	铁　落 60g	京菖蒲 6g	炒山栀 6g
青龙齿 30g	牡　蛎 60g	三仙各 10g	炒枳壳 10g
滑　石 12g	薤　白 12g	代赭石 30g	甘　草 6g
枇杷叶 10g	三剂		

10月16日五诊：情况佳，但食后腹满。予上方，加生军6g、元明粉10g、法半夏10g，去薤白、甘草，加三仙各至13g。三剂。

10月19日六诊：更见好转，能进食半碗，熟睡三小时，易醒多梦，苔根稍灰腻，脉仍小弱，再予上方，加附片6g、柏子仁15g，合欢皮30g。三剂。

10月22日七诊：情况佳，已能睡三四小时，再续上方，脉仍弱甚，苔白，头晕。加附片至9g，加桂枝10g，薤白10g，熟酸枣仁15g，夜交藤30g，去炒山栀、枇杷叶。三剂。

10月25日八诊：情况更佳，心烦躁时仅有时有之，亦甚微也，溺热，苔灰在舌中部有少许，再续上方，加车前子12g，木通10g，杜仲12g，川续断12g，生铁落60g，不去山栀，去赭石。三剂。

11月1日九诊：近日发疟疾四日，才告愈，面目瘦损，四肢无力，发落，苔水白，脉小弱特甚，睡眠仍佳。

附 片 12g	桂 枝 10g	炒白芍 12g	焦白术 12g
党 参 12g	黄 芪 12g	炒三仙各 10g	夜交藤 30g
合欢皮 30g	青龙齿 30g	牡 蛎 60g	当 归 10g
法半夏 10g	陈 皮 6g	四剂	

11月16日十诊：多日未服药，睡眠又不佳，腰酸，发易落。上方加川黄连5g，丹皮10g，地榆30g，侧柏炭15g，柏子仁15g。四剂。

11月20日十一诊：腰酸除，血亦微，下半夜自汗，上半夜下肢不温，便干，予上方，加朱茯神21g，元明粉10g，血余炭12g，去法半夏、陈皮。四剂。

医案5

杨某，女，23岁，江苏省南京东方饮料食品厂大桥四处。

1987年5月9日初诊：患者在南京某医院确诊为血小板减少紫斑病（血小板12000/mm³），关节时痛，汗不多，腰时酸。舌苔偏白，脉小弱，从经方治。

附 片 12g	桂 枝 12g	党 参 15g	炙黄芪 15g
炒白芍 15g	焦白术 20g	川续断 20g	龙 骨 30g
炙甘草 8g	茜 草 30g	地榆炭 30g	仙鹤草 30g

干姜炭 10g　牡　蛎 30g　六剂

6月12日二诊：服上方后，精神体力较前颇有进步，饮食亦佳（血常规：血红蛋白8.8g/dL，白细胞3906/mm^3，血小板49000/mm^3）。舌苔白较甚，脉弱亦甚。上方附片加至18g、桂枝至15g、炙甘草至10g、党参至20g、炙黄芪至20g，加血余炭20g，姜半夏12g（因每药后欲呕）。六剂。

6月28日三诊：身体四肢时有小出血点，已不作呕，腰酸颇减，关节痛如故。舌苔转白，脉弱甚（1987年6月26日血常规：血红蛋白10.0g/dL，白细胞5100/mm^3，血小板40000/mm^3）。上法出入。

附　片 15g　桂　枝 12g　炒白芍 15g　焦白术 20g

桑寄生 30g　龙　骨 30g　炙甘草 10g　姜半夏 12g

仙鹤草 30g　茜　草 30g　地榆炭 30g　血余炭 20g

紫　草 10g　炒干姜 10g　党　参 20g　炙黄芪 20g

牡　蛎 30g　六剂

医案6

王某，女，22岁，安徽省全椒县白酒公社大张大队小杨生产队。

1987年8月8日初诊：发现紫斑已半个多月，多在两膝上下。月经多。血小板89000/mm^3，白细胞4200/mm^3，血红蛋白10.5g/dL。腹饥而不能纳，大便干，二三日一解。舌苔白腻，脉弱，当温化之。从桂枝加龙牡法。

附　片 20g　桂　枝 20g　炒白芍 20g　炙甘草 12g

龙牡各 30g　火麻仁 30g　郁李仁 30g　仙鹤草 30g

茜　草 30g　干　姜 10g　党　参 15g　炙黄芪 15g　三剂

8月11日二诊：方后已知饥能纳，大便昨今皆解一次，紫斑渐隐亦无新发者。舌苔白腻较减，仍予上方。三剂。

8月14日四诊：今日感冒，闭汗头痛，昨日重今较可，余邪未尽也。苔薄白，脉浮软，上方去附片、干姜，加防风12g，生姜10g，大便已不干，乌斑已全不见，去火麻仁和郁李仁。二剂。

8月24日五诊：舌苔仍稍见白腻，脉较弱，乌斑迄未见，大便正常，仍予第一方，去火麻仁、郁李仁，附片和桂枝各减至15g。三剂。

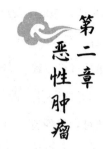

一、肺癌

医案 1

吕某，男，37岁，安徽省全椒县广平公社后李村。

1985年10月25日初诊：咳嗽无痰三个多月，后痰中带血，遂往南京某医院确诊右肺癌扩散。近来仅有痰矣，咳时胸中痛，肝区下亦痛，食可碗许，以前食量较大，治疗后而减少，纳无味，大便尚可，苔白薄，尖有细小红点，脉浮弦数，多汗，周身不适，因咳甚夜不能睡也，先温其表阳以救其咳为主。右肩酸痛不能抬举，痛甚则以盐酸哌替啶（杜冷丁）止之，今亦无效。

附：江苏省肿瘤防治研究所检查确诊为肺癌已扩散至肩部，不能手术，所不肯收留住院治疗。兹拟方以观后效。

附　片15g　桂　枝15g　麻　黄10g　叭杏仁15g

姜半夏15g　川厚朴10g　炙甘草10g　炒白芍12g

紫　菀15g　贝　母12g　生　姜10g　炙款冬花15g

陈　皮12g　红　枣7个　二剂

10月28日二诊：方后咳减大半，已能卧倒睡眠矣。日间几乎不咳，其他症状亦颇轻减，食纳增甘，精力亦随之而长也，舌根苔白，尖部红较甚，脉右强而左弱，上方加杏仁至20g、贝母至15g、炒白芍至15g，加射干15g、枇杷叶12g。二剂。

10月31日三诊：咳更减，唯夜间睡有之，坐起则无也，腰部酸痛甚，舌脉大致同前，纳增。昨方加丹皮12g、川续断18g。二剂。

11月2日四诊：腰痛大减，右臂已渐能抬举，昨日看电影后咳加剧，但仍较以前为少也。舌苔根白腻较厚，两手脉微弱，匀称较浮。胸中有闷感，是又招外感也。上方加麻黄至12g、川厚朴至15g、陈皮至15g、甘草至12g。二剂。

11月5日五诊：夜间已不咳而日间仍有之，少痰，舌苔根白，前段色较红，脉大致同前，腰臂症状大又减，拟方仍宗前法。

桂　枝 15g	麻　黄 10g	炙甘草 18g	紫　菀 18g
射　干 15g	杏　仁 15g	枇杷叶 15g	炙款冬花 18g
北沙参 18g	丹　皮 12g	独　活 10g	制厚朴 12g
郁　金 18g	桑根白皮 12g	附　片 15g	三剂

11月8日六诊：夜间一声不咳，日间咳较前亦为好转，右腹部仍有时痛也。苔白薄颇均匀，质从尖边看，作红色，脉较数，仍右大于左，能纳而下肢无力。腰痛减。

附　片 15g	桂　枝 10g	麻　黄 10g	枇杷叶 15g
炙甘草 12g	杏　仁 15g	射　干 15g	炙桑根白皮 15g
制厚朴 12g	郁　金 20g	炒白芍 18g	独　活 15g
丹　皮 12g	紫　菀 15g	款冬花 15g	三剂

11月11日七诊：情况更佳，仅右肋后一点痛，左肋有时亦略有之，仍日间咳，夜则无之。腹部有微胀感，已不痛矣（以往每食则胀痛甚也）。苔白较甚，脉同前，但较前为匀矣。

附　片20g　桂　枝12g　麻　黄12g　炙桑根白皮12g
炙甘草12g　郁　金20g　香　附15g　姜半夏12g
陈　皮12g　牡　蛎30g　紫　菀20g　炙款冬花20g　三剂

11月14日八诊：咳增，夜间亦有三二声，右肋疼痛面积缩小，但较剧，食亦减。腹胀减，坐则腰酸，靠下则可，苔脉略同前，大便较前为干，上方加火麻仁40g，炒三仙各15g，丹皮12g，射干15g，党参15g，炒白芍20g，加姜半夏至15g，去香附，麻黄减至10g，三剂。

11月17日九诊：右肋痛减，大便前两日尚可，今早较干，腹胀减，胸气不舒有闷感也。苔偏白，脉同前，右盛而左弱也，微数浮，上法出入。

附　片25g　桂　枝15g　炒白芍20g　紫　菀20g
元　胡20g　牡　蛎30g　杏　仁20g　炙款冬花20g
火麻仁40g　麻　黄10g　党　参15g　姜半夏15g
陈　皮12g　制厚朴15g　射　干15g　枳　壳12g　三剂

11月21日十诊：腰痛颇减，胸肋痛止，咳大致同前，纳不甘，胸中仍闷，苔白较去，脉较数也。上方减附片至15g、桂枝至12g，去白芍，加枇杷叶12g，桑根白皮12g，炒二芽各15g，焦山楂15g。二剂。

11月23日十一诊：患者因雨天未来，家属代述，腰痛更减，纳亦较甘，再予昨方，三剂。

11月26日十二诊：咳时左肋间有痛感，右胸肋间有按痛。纳增却无力，从白汪桥到我处，途中需休息三次，下肢无力。咳与食时有汗出，苔白尖红，脉小弱两寸。再予17日方加干姜8g、炙甘草10g、焦山楂15g。八剂。

11月29日十三诊：咳又有所减，右上肋痛处缩小，略如指大（以往如掌大），大便较干。近三日来，每日约三四口痰，痰中带血，不能左侧卧，以致右侧身痛，苔偏白，脉细甚，再宗上法。咳时汗已少。

附　片 30g	桂　枝 20g	麻　黄 10g	叭杏仁 20g
炙甘草 15g	仙鹤草 40g	紫　菀 20g	炙款冬花 20g
元　胡 20g	乌　梅 15g	党　参 20g	火麻仁 50g
姜半夏 20g	陈　皮 15g	川厚朴 15g	炒干姜 10g
焦山楂 15g	当　归 15g	二剂	

12月1日十四诊：夜间咳醒约二三次，咳声较滞，大便不干，今早痰中未见血，上方去乌梅续服，三剂。舌脉大致同前。

12月4日日十五诊：就诊时咳较增，然卧倒则不咳，仍不能转侧，苔白不厚，脉较浮数。上方减附片至20g、陈皮至12g，去干姜，加生姜10g、川续断20g、五味子6g。三剂。

12月7日十六诊：家属代述，盖大致同前，痰中时而带血，腰酸，右上腹近肩下仍稍有痛感，纳较前为差，上法出入。

桂　枝 20g	附　片 30g	麻　黄 12g	叭杏仁 20g
炙甘草 15g	仙鹤草 40g	茜　草 30g	元　胡 20g
党　参 20g	火麻仁 50g	紫　菀 20g	炙款冬花 20g

焦三仙各 15g　姜半夏 20g　陈　皮 15g　桑寄生 30g

丹　皮 10g　川续断 20g　三剂

12月10日十七诊：天气寒冷，病人未来，家属代述。腰痛又减，痰中稍血。上方去丹皮，加川厚朴12g，干姜8g，加川续断至30g，减炙甘草至10g、桂枝至15g、附片至20g。三剂。

12月13日十八诊：家属代述，咳痰已减且不带血矣，下肢仍无力，腰酸难直立久也，上方续服三剂。

12月16日十九诊：咳嗽甚少，痰中有时稍带血，左肩酸痛不能举，腰伸直不持久，气阻逆不舒，每食可碗许，近日来汗多，下肢无温，面目浮肿。脉浮数，拟方兼顾。

附　片 25g　桂　枝 20g　龙牡各 30g　元　胡 20g

川厚朴 15g　炒白芍 18g　紫　菀 20g　杏　仁 15g

姜半夏 20g　仙鹤草 40g　茜　草 30g　桑寄生 30g

独　活 15g　杜　仲 20g　炙甘草 10g　炒干姜 8g

焦山楂 15g　炙款冬花 20g　三剂

12月19日二十诊：腰酸及气阻均较可，痰中带血甚少，上方续服。去甘草。四剂。

12月23日二十一诊：情况多见好转，上方续服。去独活、杜仲，加威灵仙12g、川续断20g。四剂。

12月27日二十二诊：由家属代述，气仍不舒，痰中仍稍带血，面浮肿略消，疼痛作遍身游走状。拟方兼顾。

附　片 25g　桂　枝 18g　炒白芍 20g　姜半夏 30g

陈　皮 20g　川厚朴 18g　杏　仁 20g　紫　菀 20g

仙鹤草 30g　茜　草 30g　防　风 12g　炙款冬花 20g

炙甘草 8g　　川续断 30g　　威灵仙 15g　　麻　黄 12g

桑寄生 30g　　薏苡仁 40g　　炒枳壳 12g　　元明粉 10g　　四剂

12月31日二十三诊：以往但能右侧卧，日来稍稍能左侧卧，时有右胸胁痛，腰酸已减，能食稀。苔白腻特甚，汗较多，尿黄甚，脉弱亦甚，助阳仍为首要也。加附片至40g、桂枝至20g，去枳壳，加党参20g，白术30g，干姜12g。八剂。

医案2

杜某，男，58岁，江苏省南京大桥四处。

1985年11月11初诊：患者由江苏省肿瘤防治研究所诊断为右肺中央型肺癌，颈部左右皆有数个大小不等的淋巴结核，摸之有边缘而不清，推之不移。今面部肿而不适，苔偏白尖红，怯寒无汗，咳嗽不剧而无痰，脉浮小，拟开肺温阳为法。

附　片 20g　　桂　枝 15g　　麻　黄 12g　　杏　仁 20g

焦白术 20g　　云茯苓 20g　　炙甘草 12g　　生　姜 10g

炒白芍 15g　　薏苡仁 30g　　党　参 15g　　七剂

11月14日二诊：方后畏寒减，咳亦稍减，面目仍浮肿，喜食橘子，亦经常食之。舌苔偏白而尖红，脉浮弱数，咽干，上法出入，嘱忌生冷荤腻等物。

防风己各 12g　　附　片 15g　　桂　枝 12g　　麻　黄 8g

紫　菀 15g　　薏苡仁 40g　　桔　梗 15g　　炙款冬花 15g

射　干 15g　　甘　草 12g　　川黄连 6g　　炒二芽各 15g

杏　仁 18g　　火麻仁 50g　　云茯苓 20g　　三剂

12月4日三诊：上方服后，咳减，仅早起咳二三声，痰中近四日皆稍带血，苔白作皱纹，尖红。上方减麻黄至6g，去防风、防己、桔梗，加甘草至15g，加党参15g，焦白术20g，仙鹤草30g，茜草30g。六剂。

12月12日四诊：近来天气陡寒，喘加甚，夜间犹不能堪。苔白舌尖红，脉浮细数，上法出入。

麻　黄 10g　桂　枝 15g　射　干 15g　紫　菀 20g

炙甘草 12g　五味子 8g　干　姜 6g　炙款冬花 20g

杏　仁 18g　细　辛 8g　仙鹤草 30g　茜　草 30g

生　姜 8g　薏苡仁 30g　六剂

二、消化道肿瘤

医案 1

汤某，男，64岁，安徽省全椒县襄河镇。

1985年11月22日初诊：一个月前于南京空军机关医院确诊为食道癌，自述1981年食道即稍有阻碍，1984年5月中旬即不能纳干饭，只能咽流汁，有时痰涎上涌则不能纳也。大便数日一解，亦不干稀。苔花白质偏红，脉较数，右强于左也。拟方试服。

附　片 15g　白　芍 15g　龙牡各 30g　党　参 15g

姜半夏 20g　枇杷叶 20g　云茯苓 20g　桂　枝 12g

炙甘草 10g　干　姜 6g　元明粉 10g　川厚朴 12g

炒枳壳 12g　焦山楂 15g　二剂

11月25日二诊：方后，胸腹觉宽舒，得大便一次，头有二三粒团粪，但不硬，后且软矣。舌苔已非花状而匀矣，根部较白腻。大便肛门时有热感，脉较数，上方去枇杷叶，加附片至20g，加薏苡仁30g，当归12g。二剂。

11月27日三诊：昨日发喘病，是原有之疾患也，今即当治之矣。昨今未大便，纳尚可，昨食橘子大半个，而痰水上逆也。上法略变其制。

附　片12g　　桂　枝12g　　麻　黄8g　　叭杏仁15g

川厚朴12g　　枇杷叶12g　　牡　蛎30g　　薏苡仁30g

炒枳壳12g　　炒二芽各15g　焦山楂15g　元明粉8g（分冲）

生　姜8g　　射　干15g　　二剂

11月29日四诊：方后得大便，先硬后溏，作酱色，喘去。舌苔根部及当中白腻较甚，尖边色红亦较甚，内热盛外寒束之也，脉左右渐等。上方加附片至18g、桂枝至15g，枇杷叶至15g，加甘草12g，贝母12g，紫草15g。二剂。

12月2日五诊：情况佳，食纳有味，精神亦佳，两手脉已均等，但浮弱也。舌苔白腻，尖边较光，自谓上周着凉也（11月27日）。上方加附片至20g、桂枝至18g、麻黄至10g、杏仁至20g，去枇杷叶，加生姜10g，炙甘草10g。三剂。

12月6日六诊：症状稳定，舌脉大致同前，上方续服。三剂。

12月10日七诊：情况仍佳，上方减元明粉至6g，去枇杷叶和紫草，加附片至25g，苔白有加也，加党参15g，焦白术15g。三剂。

12月14日八诊：大便较溏，一日二次，昨今未解有矢气，舌脉大致同前。上方加附片至30g、桂枝至20g，加炒白芍15g，姜半夏15g，陈皮15g，去薏苡仁、射干、枳壳。四剂。

12月18日九诊：四五日未大便矣，有时未加入元明粉也。下肢不温，纳亦较差，稍稠则噎矣，苔白脉弱，上法化裁。咳已极少。

附 片25g	桂 枝20g	炒白芍20g	火麻仁50g
炮山甲10g	炒三仙各15g	姜半夏20g	陈 皮15g
龙牡各30g	炙甘草12g	干 姜10g	杏 仁18g
元明粉8g	党 参15g	三剂	

12月21日十诊：三日来，每日均得大便一次，偶有硬结如栗状者，其他情况大致同前。上方加附片至30g，火麻仁暂缺，加元明粉至10g、杏仁至20g。三剂。

12月24日十一诊：方后得稀恭，精神等情况尚佳。舌苔右边接近根际，作白腻厚苔，余较红。右脉浮洪弦紧，左脉则较平，亦作细弦微数也。上方减干姜至8g、附片至20g，加炒枳壳15g，川厚朴12g。三剂。

12月28日十二诊：近日来精神甚佳，食粥欲厚，量亦稍增，上方续服。上方减附片至15g、桂枝至12g、干姜至8g。四剂。

12月31日十三诊：情况皆佳，舌脉大致同前，上方续服。四剂。

1986年1月5日十四诊：近日感冒咳嗽，苔根白腻加重，脉浮弱微数，当兼顾之。大便溏，隔日一次。于1985年12月18日方中去元明粉，加麻黄10g，生姜10g，去干姜，加焦白术20g。四剂。

1月11日十五诊：上次来诊，正当风寒较烈之时，又是步行，颇受累也。到家即觉不支而睡倒，咳喘加甚，食纳无味，而更减少矣，便仍溏。今舌苔后大半皆白腻且增厚，脉浮弱。上法出入，当以解外为主矣。

麻　黄10g　桂　枝12g　姜半夏15g　陈　皮15g

党　参12g　焦山楂15g　焦白术15g　附　片15g

射　干12g　炒枳壳12g　生　姜10g　杏　仁18g

防　风10g　川厚朴15g　三剂

1月20日十六诊：感冒数日，周身无力发热，苔根白较腻，前半部较光红，脉浮细数，盖感冒未净也。咳喘但不剧，上方加红枣四个，加射干至15g，减附片至12g。三剂。

1月22日十七诊：外邪已尽，苔白减，咳尚有之，精神已佳，上方加贝母12g。四剂。

医案2

乔某，河南省卢氏县城郊分部大炎村河东，在县桥案工作。

1986年4月20日初诊：患者自1984年6月始，食物经过食道时有不适感，1985年1月于河南省肿瘤医院确诊为食道上段恶性肿瘤，因已转移至锁骨间故不能手术，于1985年2月5号在北京医院放疗，4月16号结束。1986年2月初复发，现只能食流质。今苔薄白，前半作红色，脉较弱数。盖本为阴证而阳热上浮，当先抑其阳浮而佐以三甲软坚矣。

苏　梗10g　枇杷叶12g　竹　茹15g　川黄连8g

牡　蛎30g　鳖　甲30g　甘　草15g　葛　根20g

元明粉 8g　炮山甲 10g　党　参 20g　磁　石 50g　一剂

4月21日二诊：方后得稀恭二次，其他症状与舌脉均同前。病者补述，两肩背痛也，故再加桂枝 12g，附片 15g，龙骨 30g，元明粉减至 5g。盖肩背痛有二因：一为外邪，二为癌细胞之扩散。今先解外，兼抑其扩散之势。二剂。

4月22日三诊：情况大致同前，上方续服。二剂。

4月24日四诊：方后得大便二三次，其他情况同前，苔偏白，尖作淡红，脉弱也。上法出入之。

附　片 25g　桂　枝 15g　炒白芍 15g　焦白术 15g
防　风 10g　党　参 20g　炙黄芪 20g　炙甘草 10g
龙牡各 30g　炮山甲 10g　鳖　甲 20g　二剂

4月26日五诊：情况同前，舌尖较红，加紫草 15g，川黄连 5g。二剂。

4月28日六诊：今日舌苔如前，舌尖边见光红，脉较前有力，川黄连加至 8g、鳖甲至 30g，减桂枝至 10g。二剂。

4月30日七诊：日来食纳无味，稍有翻胃状，舌前段红稍加，脉较数，上法去桂枝、附片、党参、黄芪、白术，加枇杷叶 12g，炒二芽各 15g，竹茹 15g，北沙参 15g，贝母 10g，紫草减至 10g，甘草用生。一剂。

5月1日八诊：方后胃不翻矣，纳较可，舌同前脉弱，上方化裁。

龙牡各 30g　鳖　甲 30g　炮山甲 10g　枇杷叶 15g
竹　茹 15g　北沙参 20g　贝　母 15g　甘　草 12g
炒二芽各 15g　紫　草 10g　二剂

何某，女，32岁，医院职工之亲属。

1989年3月27日初诊：患者被确诊为胃癌已四月余，今日检查乙肝表面抗原定量＞7254（S/N），阳性。舌苔表面白滑，质嫩，舌尖色红较甚，时有胃疼或作哕，脉较小数，不饥不思食，半流质可进半碗，近来大便每日二三次，便溏。

附　片12g	藿　香12g	川　连8g	茵　陈20g
黄　芩8g	炙甘草8g	块茯苓15g	薏苡仁20g
冬瓜仁20g	薤　白15g	生　姜10g	二剂

3月29日二诊：方后食纳已增一半，但不知饥，昨日午后三时许，心中难受约三小时，今精神较昨为佳，上方加柴胡12g、牡蛎20g、桂枝12g，加附片至15g、茵陈至30g、薤白至20g、块茯苓至20g、薏苡仁至30g、冬瓜仁至30g。三剂。

4月2日三诊：情况更佳，脘痛已甚少，有时心中尚有些难过，微呕酸，已知饥，纳更增，头时有胀痛晕昏，舌苔白厚减白，脉较浮，上方出入。

桂　枝15g	附　片20g	姜半夏15g	陈　皮15g
薤　白20g	焦白术15g	云茯苓15g	连蔻仁12g
川　芎12g	炒甘草10g	生　姜10g	二剂

4月4日四诊：昨午睡未盖被而着凉，今头昏肩背痛，心慌脘痛，便稀薄，不思食，呕酸，上方减附片10g，白术改用苍术，去蔻仁、甘草，增云茯苓至20g，加葛根15g，芩连各10g，藿香12g，元胡15g，冬瓜仁30g，薏苡仁30g，远志12g。二剂。

医案4

陈某，男，24岁，江苏省南京市洪武路359号。

1977年9月18日初诊：去年11月份开始胃痛，剧烈阵发性疼痛，直到今年三月份变为不规则、不定时疼痛，今年3月24日诊断为胃炎和胃下垂。随后就诊中医大夫，服10剂后疼痛明显减轻。但开始出现梗阻，开始数日一次，渐加重，至6月份已不能进干食。7月19号在八四医院检查诊断为贲门癌，食道钡透：食道末端贲门处狭窄，较僵硬2cm，上端扩张，胃泡里见乒乓球大小软组织阴影。遂即于7月28日转外科手术，结论：胃贲门癌广泛转移，脾和胰腺皆有之，胰腺单独见到鸭蛋大小肿块一个，贲门处肿瘤与脾相黏连，实在无法切除，故未敢动。为了解决进食问题，故做了胃底食道吻合术，吻合口为3cm。后做了1个疗程的化学治疗，用药为氟尿嘧啶和自力霉素，本月8日化疗结束，出院休息。现在感觉无所苦痛，食量每餐二两到三两，胰腺区疼痛不剧烈，每日中午体温37.2℃～37.5℃。今苔白且腻，脉浮软，精神渐善（自觉），大小便正常。

附　片12g　桂　枝10g　炒白芍12g　焦白术12g

牡　蛎30g　块茯苓15g　泽　泻15g　当　归10g

党　参12g　炙鳖甲30g　干　姜6g　泽　漆12g

姜半夏10g　炙黄芪15g　五剂

9月24日二诊：症状无进退，但精神转佳，上次来坐汽车昏欲呕，今次乘车则无之，食量亦稍增，左脉较数，有力，予上方加柴胡10g，黄芪6g，紫草10g，青龙齿25g，郁金12g，甘草

6g，加泽漆至15g、白芍至20g，减干姜3g、白术3g。五剂。

医案5

罗某，男，56岁，安徽省全椒县马厂范河。

1990年1月21日初诊：三年前行贲门癌手术，现冬月初尿黄，胆部曾发剧痛，输液后有时微痛作胀感，本院B超检查为有萎缩性胆囊炎可能，可少食稀粥一小碗，干饭则更少。身黄作痒，胆管不通，脘中作胀，时有汗出，舌苔偏白，脉较迟弱，拟下方。

附　片 25g	桂　枝 15g	炒白芍 20g	姜半夏 12g
制厚朴 12g	炙香附 20g	茵　陈 30g	焦白术 30g
滑　石 30g	炙甘草 8g	陈　皮 12g	炒三仙各 12g 二剂

1月24日二诊：方后胀满减，尿仍黄，苔脉略同前，苔白较前为减，上方加附片至30g、桂枝至20g，加焦白术30g，党参15g，炙黄芪20g，连蔻仁15g，干姜8g。三剂。

1月29日三诊：今日血常规：血红蛋白3.5g/dL，白细胞9200/mm^3，血小板42000/mm^3，中性粒细胞14%，淋巴细胞10%，幼稚细胞76%。日来咳嗽，苔偏白脉弱，上方加麻黄5g。三剂。

医案6

黄某，男，48岁，江苏省南京大桥四处54幢402号。

1985年10月18日初诊：1985年1月14日经南京中医学院附属医院病理切片诊断为管状绒毛状脉管癌变。手术剖腹检查：1.手术所见及疗效：肿块位于直肠前壁，腹膜通折处约3cm×2cm，癌与膀胱壁浸润粘连，腹主A吻合处见大小不等肿大M灶。2.三联化疗一疗程，诊断：直肠癌。

病者自述：曾服用上海静安区某医院所制"787"和四川所产之牛黄醒消丸，3个月未有显效。今舌苔偏白，底稍透红，脉弱，多汗，怯寒，腰腹皆受肿块抵压而不适或痛也。大便一日七八次，所解甚少，多为黏液或挟脓血状物。不知饥，每餐强纳60g许。先拟温阳导滞、排脓肿之法，以观之。

附 片 15g	桂 枝 12g	桔 梗 15g	炒三仙各 12g
广木香 10g	槟 榔 12g	炒白芍 15g	木 通 15g
炙甘草 10g	党 参 15g	白 芷 12g	金银花 20g
生 军 10g	冬瓜仁 30g	薏苡仁 30g	三剂

10月26日二诊：汗已较少，其他症状皆略有所减，苔脉大致同前，脉较数。上方加败酱草30g，桃仁15g，生军12g，去党参。四剂。

11月3日三诊：方后大便能解出，且较多，其中仍夹有脓血状也。腹中气较多，怯寒，脉偏弱也，上法出入。但日间时而咳也，痰少、舌苔根白，前段偏红。

附 片 18g	桔 梗 18g	干 姜 8g	薏苡仁 30g
冬瓜仁 30g	党 参 15g	炙黄芪 15g	炒白芍 18g
桃 仁 20g	木 通 15g	炙甘草 10g	生 军 10g 三剂

11月7日四诊：情况稳定，大便后时时欲解也，但非真有大便，苔偏白脉弱。冬瓜仁缺，上方加附片至25g、干姜至12g，加地榆炭30g，桂枝15g，广木香12g，川黄连8g，去桃仁、生

军。三剂。

11月11日五诊：情况大致同前，大便后又少解也。苔白，前段红色已无之，脉弱，手指凉。再宗上法出入。

　附　片40g　当　归15g　炙甘草12g　党　参15g

　炙黄芪15g　桃　仁20g　生　军10g　干　姜12g

　广木香12g　槟　榔12g　三剂

11月17日六诊：大便次数增多，苔偏白，脉弱，手指凉同前，直肠局部有肿瘤突出，故使大便失常也，乌梅丸法试之。

　附　片30g　桂　枝20g　炒白芍20g　当　归20g

　党　参20g　乌　梅20g　干　姜15g　川黄连12g

　川黄柏12g　三剂

三、肝癌

医案1

盛某，安徽省全椒县。

1986年8月5日初诊：江苏省肿瘤防治研究所确诊为原发性肝癌，普退型Ⅱ期。该院不予治疗，嘱多食营养品以侍之。面作古铜色，瘦损特甚，腹胀有水，腰微有痛感，下利已半月，不思食，纳极少，畏油脂。苔白，脉弦，右弱左强，温渗为主，辅正佐之。

　附　片18g　桂　枝12g　炒白芍15g　焦白术20g

　牡　蛎30g　川厚朴12g　大腹皮15g　陈　皮15g

　姜半夏15g　莪　术15g　元　胡18g　党　参15g

　甘　遂12g　薏苡仁40g　干　姜10g　二剂

8月7日二诊：上方缺甘遂，药后精神好转。小溺颇多，腹胀已轻减，思食，要求食蛋炒饭，大便已成形。上方加大戟15g，柴胡12g，附片增至20g，三剂。

8月10日三诊：日来能食能睡，每晚上床睡着后直到天明。腰不痛，大便已不稀，略如常人矣。腹胀完全消失，自觉如健康人也。上方去大戟，元胡，大腹皮加至18g，三剂。

8月13日四诊：情况更佳。上方加鳖甲20g，川黄连6g，舌尖微见红色。三剂。

8月16日五诊：上方后，觉腹部微痛，身较懒重，不如前时之轻快。上方加大戟15g，去鳖甲。三剂。

8月22日六诊：饮食精神皆佳，自谓两腿比以前有劲，苔脉大致同前，仍宗前法。

附　片 15g	桂　枝 10g	炒白芍 15g	焦白术 15g
牡　蛎 40g	丹　皮 10g	大腹皮 15g	云茯苓 20g
川黄连 3g	干　姜 5g	独　活 12g	莪　术 15g
陈　皮 12g	姜半夏 12g	党　参 20g	黄　芪 20g
薏苡仁 40g	元　胡 18g	大　戟 10g	红　枣 5枚　四剂

8月28日七诊：昨日忽然呕血，成瘀血块，大便已作黑色，一昼夜约四五次，以致人渐不支，面色显见瘦损。舌苔白甚，脉右强左弱也，上法出入，当以止血为之主也。

附　片 15g	炒白芍 18g	桂　枝 12g	焦白术 18g
龙牡各 30g	党　参 20g	防　风 12g	仙鹤草 30g
茜　草 40g	地榆炭 40g	血余炭 30g	炙黄芪 30g
炒干姜 5g	一剂		

8月29日八诊：昨晚仍呕出药水及瘀血若干，量与次数皆减少也，血去已多，只有养阴为主矣。

姜半夏12g　党　参30g　炙甘草12g　熟　地20g

炙黄芪20g　炒白芍15g　阿　胶30g(烊,兑服)

一剂

医案2

盛某，男，59岁，江苏省南京大桥四处退休工人。

1990年3月23日初诊：有脑炎病史，头有时不自主颤动，咳嗽病史数十余年，近加重咳喘，肝癌约1年，现肝癌肺转移。咳喘多白痰，睡时作水鸡声，汗多。拟方观效，脉较细。

附　片15g　桂　枝10g　麻　黄6g　射　干12g

紫　菀12g　党　参10g　北五味子5g　炒白芍12g

炙甘草12g　姜半夏12g　杏　仁15g　生　姜5g

炙款冬花12g　三剂

3月27日二诊：上方服后咳颇减，苔白较去，脉微数，口水多，汗颇减，上方加川黄连6g，薏苡仁30g，川厚朴12g，炒枳壳10g，减桂枝至6g、附片至12g、炙甘草至5g，加射干至15g。三剂。

3月30日三诊：家属补述，其两个弟弟一个是胃癌，一个是胰腺癌，均已死亡。患者少年时极劳苦，去年曾患脑炎，医者初误诊为精神分裂证，后则以脑炎病而治始乃至今日也。有两次血吸虫治疗史，今经治咳减少，汗渐少，口水多亦减，手心常热，有时有低热，饮食量甚少。睡眠不佳，加茯神30g，焦白术20g，柴胡10g，熟酸枣仁20g，炒三仙各12g，去白芍、枳壳，加川黄连至10g、五味子至8g，炙甘草减至8g，四剂。

4月3日四诊：上方去川黄连，加云茯苓神各10g、夜交藤30g，加附片至20g、桂枝至15g、熟酸枣仁至30g、北五味子至12，减川厚朴至8g。一剂。

4月4日五诊：舌质偏红，脉较鼓指，上方出入。

射　干15g	枇杷叶15g	甘　草12g	金钱草30g
黄芩连各12g	龙牡各30g	贝　母12g	炒白芍15g
云　苓20g	芦　荃30g	四剂	

4月7日六诊：精神体力有加，咳稍有之，食纳尚可，上方出入。

附　片30g	桂　枝15g	麻　黄8g	射　干12g
北五味子8g	炒三仙各12g	姜半夏12g	陈　皮12g
焦白术20g	党　参30g	紫　菀20g	炙款冬花20g
龙牡各30g	熟枣仁30g	炙甘草10g	三剂

4月13日七诊：苔白颇去，尚有白薄硗苔，余呈嫩红色，脉稍数，咳痰较多，上方减附片至20g、桂枝至10g，加贝母10g、云茯苓15g、炒枳壳12g，加射干至15g、五味子至10g，加川厚朴10g。三剂。

4月16日八诊：其子代述，症状续减，上方云茯苓加至18g。三剂。

4月23日九诊：症状更减，脑炎后遗症亦减，白苔已无，质较红，脉较数，无心热，上方桂枝和附片各减至10g，加云茯苓至20g，加薏苡仁30g，炒枇杷叶12g。三剂。

5月11日十诊：近日着凉，咳增见血且较多，口水亦多，汗多，苔白脉浮，宜桂枝汤法解之。左颈侧淋巴肿大，为多半个杏子大小，边缘不清，是癌毒扩散所致，不易对付也，观之。

附　片 30g　桂　枝 12g　炒白芍 15g　龙牡各 30g

柴　胡 12g　姜半夏 15g　陈　皮 12g　焦白术 15g

党　参 20g　炙黄芪 30g　炙甘草 10g　仙鹤草 30g

茜　草 30g　夏枯草 20g　炒干姜 18g　三剂

5月19日十一诊：颈部淋巴较减，纳不甘，他症稳定，上方加炒三仙各12g，咳痰见红，去干姜，加贝母12g，炒枳壳12g，姜半夏减至12g、附片减至20g。六剂。

6月11日十二诊：肺部已大见功效，肝病如前，胸闷汗偏多。舌偏绛口水多，食纳减，咳嗽，脉微数，上法出入。

枇杷叶 15g　黄芩连各 10g　姜皮仁各 12g　甘　草 12g

桔　梗 12g　枳　实 12g　桑　叶 12g　云茯苓 20g

北沙参 20g　炒白芍 18g　龙牡各 30g　六剂

6月26日十三诊：情况尚佳，舌苔薄白，脉较前为平，每食可60g许，胸稍闷，上法出入。

附　片 20g　桂　枝 15g　炒白芍 20g　焦白术 20g

党　参 30g　生黄芪 30g　龙牡各 30g　炒甘草 12g

紫　菀 15g　干　姜 10g　姜半夏 12g　炙款冬花 20g

川厚朴 10g　陈　皮 12g　六剂

7月19日十四诊：停药多日矣，精神尚佳，大便干，尿频短，汗多，肝肿硬满，右腹微有痛感隐隐然，苔白，脉较洪，微数，仍从温法。上方加附片至40g、桂枝至20g、白术至30g，加炙香附20g，大腹皮15g，火麻仁30g，炒二芽各15g，炒楂粬各15g，当归15g，川芎15g，车前子30g，云茯苓20g。六剂。

四、其他肿瘤

医案1

杨某，女，50岁，安徽省和县石杨公社跃进村。

1986年1月16日初诊：贫血已四五年。今年1月13日，于南京医学院第一附属医院经神经科及骨科会诊诊断为多发性骨髓癌伴尾椎病理性骨折，痛甚不能转侧。血红蛋白均在4g/dL以下。现面色苍白，呈极度贫血貌，浮肿。舌苔薄白，尖部略透淡红色，脉浮急，多汗，周身有微痛，稍能进粥而已。大小便正常，拟方观效，自是难证。

附　片15g	桂　枝15g	炒白芍18g	当　归18g
丹　皮12g	怀牛膝20g	川续断20g	炙甘草10g
制乳没各10g	陈　皮12g	党　参18g	干　姜8g　三剂

1月21日二诊：上方后饮食增加，已能进粥一碗，精神将转，疼痛减70%～80%，效果理想，续服上方以观之。加防风12g，加党参至20g、当归至20g、白芍至20g。四剂。

医案2

赵某，男，55岁，安徽省和县绰庙书记。

1987年6月5日初诊：鼻咽癌病史，两年前左目失明，右目0.25。从1986年7月份开始，关节两肩及大股两膝关节处疼痛，现终日疼痛，依靠口服镇痛药以求一时之平息。口干，胸闷噎气，汗多，舌苔灰，脉软弱小，治当温潜内寒为主。

制二乌各12g　细　辛10g　桂　枝15g　焦白术20g

制首乌30g　炒白芍20g　炙甘草10g　当　归12g

姜半夏12g　陈　皮12g　川厚朴10g　干　姜10g

党　参12g　一剂

6月6日二诊：方后痛如前，上方加附片15g，桑寄生30g，龙牡各30g，防风12g。上方未加入而又服一剂，现病人急于取药回家，处方如下：

附　片20g　桂　枝15g　炒白芍20g　龙牡各30g

党　参15g　防　风12g　桑寄生30g　威灵仙15g

炙甘草10g　干　姜10g　制首乌30g　焦白术20g　三剂

医案3

郭某，男，54岁，江苏省南京大桥四处总合队。

1986年8月29日初诊：去年1月份发现脐痛，六月份发现右淋巴有癌肿，于铁道医院检查确诊为恶性（切片）。开始用平阳霉素化疗十五日后，脐部痛即已。直到今年，换用阿霉素，先则头项浮肿，继而及上半身，手与足部皆僵硬。咽喉因受压迫而不能通畅，又加以感冒（有时发热），咳喘痰多。苔白，脉较浮细而数，拟方兼顾。食仅可半小碗稀粥，五日未大便，近日汗多，以往多汗。

麻　黄10g　桂　枝12g　柴　胡12g　附　片12g

杏　仁15g　姜半夏15g　陈　皮12g　炒三仙各12g

桔　梗12g　炙甘草6g　防　风12g　三剂

南京铁道医学院附属医院检查：1、恶性淋巴瘤 B 细胞型 IV 期（复发）；2、上腔静脉压迫综合证；3、高血压；4、冠心病；5、右侧腹肋佝偻症。化疗曾用：环磷酰胺，长春新碱，阿霉素，泼尼松。

9月1日二诊：方后咳痰减少，感冒颇愈，呼吸不利。上方加细辛10g，射干15g，紫菀15g，炙款冬花15g，川厚朴15g，增桂枝至15g、柴胡至15g、附片至15g、炒三仙各至15g。三剂。

9月4日四诊：咳痰、喘均大减，早起有痰，在喉上难吐出。食粥可一碗多，不咳时精神如常人也。脾区时痛，喉下气阻连及胸部。舌苔根白，尖及前小半段无苔，红色。脉细微数，上法出入之。

麻　黄 12g	桂　枝 10g	苦杏仁 15g	桔　梗 15g
射　干 18g	炒枳壳 15g	五味子 6g	酒炒常山 12g
炒白芍 15g	炙甘草 8g	紫　菀 15g	炙款冬花 15g
枇杷叶 15g	炒三仙各 15g	细　辛 10g	附　片 10g
柴　胡 12g	姜半夏 15g	川厚朴 12g	五剂

9月7日五诊：上方服后，自觉不如1号方。病人未来，殊属难为之事，只得再予一日方。三剂。

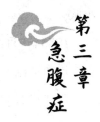

一、阑尾炎

医案1

冯某，女，53岁，安徽省全椒县南屏公社万庄大队陶王小队。

1972年10月24日初诊：阑尾炎发作，注射青霉素后阑尾处疼较减，但时如刺痛，继而满腹皆胀满不适，夜晚则心烦不能食，亦不能睡眠，苔薄白，质偏绛，有汗出，脉软。

附　片10g　　冬瓜仁21g　　白　芍12g　　陈　皮6g

法半夏10g　　川厚朴10g　　桃　仁10g　　薏苡仁21g

炒三仙各10g　鸡内金10g　　朱茯神15g　　夜交藤30g　二剂

10月27日二诊：上方服第一剂，症减大半，夜眠甚佳，昨日第二剂后症状全面告愈，汗已少，今但胸中微闷。大便软，已能食稀饭碗许，今于前方加胡黄连5g，桂枝10g，防风10g，陈皮改用青陈皮各10g。二剂。

医案2

邵某，女，31岁，安徽省全椒县南屏公社花园大队邵庄小队。

1973年9月22日初诊：慢性阑尾炎病史，右少腹疼痛，苔白，质作乌色，脉浮软，有汗，周身难过，似觉有热也。

附　片12g　防　风12g　桃　仁12g　红　花12g

丹　皮10g　冬瓜仁15g　白　芍12g　三剂

医案3

余某，女，45岁，安徽省全椒县白酒公社小王大队枣树小队。

1973年9月22日初诊：阑尾炎发作已十三日，有包块，苔白甚且腻，脉软小如无，汗多，食少。

附　片15g　白　芍15g　当　归10g　冬瓜仁15g

桃　仁12g　炮山甲6g　红　花12g　党　参10g　三剂

9月26日二诊：疼痛大减，能食知饥，苔转略黄，舌转红，脉仍小弱，予上方，去附片，缺白芍改用赤芍，加冬瓜仁10g，块茯苓21g，连翘10g，金银花15g，甘草10g，丹皮10g。三剂。

医案4

吴某，男，75岁，安徽省全椒县食品公司。

1974年6月30日初诊：自1974年4月11日发阑尾炎，包块如杏核大，苔腻灰黑且厚，质较红，脉小，无汗，食减。

附　片12g　藿　香10g　麻　黄10g　薏苡仁30g

桃　仁12g　防　风10g　块茯苓21g　炮山甲10g

红　花12g　冬瓜仁30g　丹　皮10g　三剂

7月3日二诊：症状减去大半，再续上方。三剂。

7月6日三诊：包块已消去三分之二，苔仍白腻，质红，脉浮软有汗，再予上方，加桔梗10g，连翘12g，去藿香。四剂。

7月10日四诊：包块消，痛亦减，脉软，苔白腻，再予上方，不去藿香。五剂。

医案5

魏某，女，22岁，安徽省全椒县隆兴公社隆兴大队。

1975年5月20日初诊：右少腹疼痛并可触及肿块，内至脐孔外，外至肋下边缘，上平脐部，下及腹底，较硬。西医诊断为阑尾脓肿包块，脉浮小，苔白薄，亦内痈类也，活血化淤法主之。

| 附　片 12g | 白　芍 15g | 冬瓜仁 24g | 桃　仁 12g |
| 当　归 10g | 丹　皮 10g | 薏苡仁 24g | 二剂 |

5月22日二诊：症状减轻，包块缩小且较软，再予上方加连翘10g，金银花21g，炮山甲6g，制乳香6g，制没药6g，薏苡仁6g，甘草9g。二剂。

5月24日三诊：情况更佳，上方加紫草10g，炮山甲3g，红花10g。二剂。

5月28日四诊：包块濒消，上方减附片6g，续服五剂，以求根治。

医案6

付某，女，33岁，安徽省全椒县白酒公社大张大队寺上小队。

1987年4月3日初诊：一个月前曾发阑尾炎，似已治愈，但仍不适也。左小腹亦痛而有热感，大便日解一次，较干，有子哺乳。近日因生气后胸部及两肋皆作胀，苔薄质较红，散见小红点，脉弱迟，人软无力，拟方兼顾。白带多。

丹　皮 12g　苏　梗 12g　山　栀 12g　生　军 12g

广木香 10g　川厚朴 12g　薏苡仁 30g　焦山楂 15g

川黄连 6g　败酱草 20g　槟　榔 12g　桃　仁 15g（杵）
二剂

4月6日二诊：效果显著，各症都轻减甚多，大便一日仅一次，上方加桃仁至20g，加冬瓜仁30g。二剂。

4月9日三诊：症状更减，苔少质红，上方加败酱草至30g、山栀至15g、川黄连至10g、桃仁至20g、丹皮至15g，去紫苏梗、木香，加紫草15g，蒲公英15g，金银花20g。二剂。

4月13日四诊：胸部及两肋症状大去，但尚有微不适耳，阑尾部痛亦微。舌苔薄白，尖边隐见红点，脉较数，上法化裁。大便正常。

桃　仁 20g　附　片 10g　川厚朴 12g　炒枳壳 12g

丹　皮 15g　生　军 12g　败　酱 20g　金银花 20g

川黄连 6g　冬瓜仁 30g　薏苡仁 30g　四剂

4月18日五诊：舌之尖边红减，亦不见朱点，脉较弱，大便昨解四五次，有黏液，上方去生军、川黄连，加附片至12g。四剂。

4月24日六诊：尚有微痛，苔偏白，脉较弱，上方加附片至

15g，去川黄连、金银花、川厚朴、枳壳，减丹皮至12g，加当归12g。三剂。

4月26日七诊： 痛已甚微，舌尖前半段偏红，苔白颇去也，脉较小数。上法增损之。大便隔日一解。

桃　仁 20g　薏苡仁 30g　败酱草 30g　冬瓜仁 30g

生　军 12g　附　片 12g　丹　皮 15g　四剂

5月1日八诊： 症状同前，大便一日两次，量多，上方加附片至15g，加广木香12g、当归15g。四剂。

5月6日九诊： 痛更微，然大便时有加，苔白脉弱，上方去生军，加附片至18g，加白芍15g，干姜10g，减丹皮至10g、败酱草至20g。四剂。

医案7

潘某，男，35岁，安徽省全椒县城东公社永宁大队陈碾生产队。

1987年5月11日初诊： 原有十二指肠溃疡尚未痊愈，今发阑尾炎，打针服药痛减，舌苔白，尖较红，脉浮数，从经方治之。

附　片 15g　细　辛 10g　独　活 12g　丹　皮 10g

桃　仁 20g　薏苡仁 30g　生　姜 10g　白　芍 15g　二剂

5月13日二诊： 症减大半，苔白颇去，质较红，脉较浮数。上方加败酱草20g，冬瓜仁30g，解大便五次均作脓血状，减附片至12g，加丹皮至12g。三剂。

5月15日三诊： 一般情况已不痛，但顿足时尚稍有之也，苔薄白，尖质红，脉较浮数。加连翘15g，金银花20g，紫草12g，减附片至10g。三剂。

方后即愈。

二、胆囊炎

医案1

荣某，女，52岁，安徽省全椒县小集公社六镇。

1970年10月2日初诊：上腹疼痛十余年，西医诊断为慢性胆囊炎、胆石症。近来上腹时绞痛，彻背及腰，痛则汗出，不能食已有半月。脉软小，苔薄白，舌质红较光，舌尖及舌中红色更显，呈条索状，舌面有不少横裂纹。此乃寒热挟杂，肝胃不和之征，当兼治之。

附　片10g　桂　枝10g　法半夏10g　制厚朴10g

元　胡10g　陈　皮10g　金钱草30g　丹　皮10g

白　芍12g　薤　白12g　姜　皮10g　一剂

10月3日二诊：肝胆部位疼痛大减，腰亦不痛，但食、眠尚不佳，脉小，苔灰黑。上方加附片3g，茯神21g，远志10g，柏子仁15g，酸枣仁12g，鸡内金10g。二剂。

10月6日三诊：已能进粥一碗许，舌中横裂渐无，脉小。上方加紫草10g，枇杷叶10g，炒谷麦芽合15g，去陈皮，减附片3g。二剂。

10月10日四诊：诸症告愈，饮食亦如常人，但脉尚较弱，苔稍白。再从前方进退，以为善后之计。

陈　皮10g　炒三仙各10g　制厚朴10g　附　片10g

桂　枝 10g　紫　草 10g　　柏子仁 15g　远　志 10g

酸枣仁 12g　鸡内金 10g　　二剂

医案 2

龚某，女，45 岁，安徽省滁县地委宿舍。

1977年5月5日初诊：慢性胆囊炎已多年，先时多作胃病治之，迄今未愈，上腹疼痛彻背，便干，脉弦，苔少，质偏红。

柴　胡 10g　紫　草 10g　　金钱草 21g　丹　皮 10g

丹　参 15g　黄　芩 8g　　龙胆草 10g　炒二芽各 12g

炒枳壳 10g　牡　蛎 30g　　蒌皮仁各 10g　赤　芍 12g

郁　金 12g　四剂

5月11日二诊：诸症减，仅偶有微痛，食已大佳，脉小软，苔薄质偏红。上方加金钱草 10g。四剂。

5月18日三诊：痛次更减，痛亦微。上方加郁金 3g，蒌皮仁各 12g。五剂。

5月22日四诊：病情向愈，精神体力亦增，大便稍溏。上方加川黄连 6g，去二芽。五剂。

医案 3

张某，女，48 岁，江苏省南京 14 中学教师。

1985年12月4日初诊：肝区痛，后被诊断为慢性胆囊炎，继之数日左乳头出现黑色痂块，左乳外侧痛连腋下，作牵掣状。舌苔硗白，水润，两侧有瘀色，脉弱如无也，略施逍遥散法。下肢酸软麻，手足皆易麻，腰痛屈则不能直，直侧不能屈也，怯寒甚。

附　片20g　焦二术各15g　制首乌30g　柴　胡12g

制香附15g　元　胡15g　当　归15g　川　芎12g

炒白芍15g　炙甘草12g　牡　蛎30g　桂　枝15g

干　姜8g　威灵仙12g　桑寄生20g　四剂

12月12日二诊：人未来，给方四剂。

12月23日三诊：上方服八剂，各症都有所轻减，舌苔少，质偏红，尖部尤甚，脉较前为有力，上法出入。

柴　胡18g　丹　皮12g　怀牛膝30g　紫　草12g

山　栀12g　郁　金15g　黄　芩10g　甘　草10g

当　归12g　牡　蛎40g　桑寄生30g　制首乌30g

丝瓜络30g　六剂

医案4

孙某，男，60岁，安徽省全椒县党校老师。

1987年4月6日初诊：胆囊切除术后，刀口愈合半月余，口干以夜间为甚，右侧臼齿处痛。饮食二便皆正常。舌苔白腻，脉濡弱，怯寒无汗。湿寒滞于胸中，津液不能上承故也。当以温渗潜纳。

附　片10g　桂　枝12g　焦白术20g　木　通12g

龙牡各20g　干　姜8g　焦山楂12g　二剂

4月8日二诊：口渴减，手心热尚有之。苔白腻，上方加附片至15g、干姜至10g、龙牡各至30g，加云茯苓20g，薏苡仁30g，姜半夏15g，陈皮12g，苍术15g，白术减至15g。三剂。

三、胆石症、胆道蛔虫

医案1

陈某，男，49岁，安徽省全椒县襄河中学老师。

1979年7月9日初诊： 患者为胆石症，腹部隐痛，继则痛剧彻背，汗出。苔薄白，质略红，脉软小。从薤白苦酒汤出入。

薤　白 15g　白　芍 15g　炙甘草 12g　蒌皮仁各 10g

金钱草 50g　附　片 12g　三剂

7月15日二诊： 方后甚适，苔仍白。予上方加附片至15g、薤白至20g、白芍至20g、金钱草至60g、蒌皮仁各至11g。五剂。

7月25日三诊： 右腹部已不痛，苔薄白质较红，脉软小弱，上方加滑石20g，加蒌皮仁各至12g。六剂。

8月3日四诊： 腹部至今未痛，精神饮食皆佳。苔碎白，质略偏红，脉小。再续上方六剂。

医案2

余某，女，安徽省全椒县襄河镇。

1987年7月16日初诊： 患者大便干少，一贯有之，今更甚，已三日未便。两下肢不适，足后跟处有牵制感。舌绛无苔，脉弱，壮火为病，当清利之。

生　军 10g　丹　皮 12g　山　栀 12g　紫　草 12g

炒枳壳 12g　金银花 20g　桃　仁 18g　甘　草 12g

炒二芽各 15g　　　　　元明粉 10g（另包分冲）　　　一剂

7月17日二诊：上方后得大便数次，胸已舒。舌红光无苔，脉较弱数，时有汗，但至膝下，有怯风状，盖内热盛故也，口黏，法当清化。上方去元明粉、桃仁，加枇杷叶15g，竹茹15g，石斛30g，郁金15g，槟榔15g，射干15g。一剂。

7月18日三诊：情况尚佳，口中有作黏感，舌仍光红，但较昨为浅，上法出入。

生地黄 30g　　石　斛 30g　　枇杷叶 15g　　竹　茹 20g

南沙参 15g　　甘　草 12g　　射　干 15g　　炒枳壳 15g

炒二芽各 15g　北沙参 15g　　一剂

7月19日四诊：口仍黏，食纳较甘，腰痛，舌红，苔微薄，脉较浮数，上方加独活12g，丹皮12g，怀牛膝30g，已不怯风，加焦山楂15g。二剂。

7月21日五诊：三四日未大便矣，手心热，舌仍光红，脉较浮数，上方出入，当速其便利也。

石　斛 30g　　枇杷叶 15g　　生　军 10g　　竹　茹 20g

甘　草 10g　　槟　榔 15g　　元明粉 10g　　丹　皮 12g

炒二芽各 15g　怀牛膝 30g　　荆　芥 10g　　二剂

7月23日六诊：舌红已淡，胸际较舒，但仍有时噫气也。腰及两肋尚不适，脉较浮，略有齿痕，微怯风，且用宣化。微咳。

柴　胡 10g　　前　胡 12g　　叭杏仁 20g　　麻　黄 8g

独　活 15g　　贝　母 15g　　炙甘草 8g　　川厚朴 12g

炒枳壳 12g　　炒二芽各 15g　槟　榔 15g　　防　风 12g

元明粉 12g（另包分冲）　　　二剂

7月27日七诊：超声波检查为胆结石。舌仍光绛，手心热，脉较数，上法出入。

柴　胡 12g　黄　芩 10g　炒白芍 20g　龙胆草 12g

金钱草 50g　牡　蛎 30g　甘　草 10g　滑　石 30g

青　蒿 15g　鳖　甲 30g　焦山楂 15g　二剂

7月31日八诊：方后情况良佳，大便较爽，脘中仍有嘈感。舌质光红，脉较弦数，上方加川黄连10g，山栀15g，元明粉12g，鳖甲加至50g。二剂。

8月4日九诊：上方服二剂，症状各有所减。舌苔硗白，质已减淡，自觉胸中尚有热感。今早起有欲呕状，上街走动后，又较如常。脉较数，上法出入。昨喜饮，饮后作饱满。

姜半夏 12g　旋覆花 12g　代赭石 18g　焦白术 20g

竹　茹 15g　元明粉 12g (另包分冲)　　金钱草 60g　二剂

8月8日十诊：方后咽中有火辣感，饮蜜水而已，嘈杂尚稍有之。舌苔较光红，脉较数。上方去姜半夏、白术，加枇杷叶15g，甘草12g，芦根30g，川黄连10g，龙胆草15g。四剂。

8月14日十一诊：胸中火辣感已不存在，但稍有闷感，呵欠仍有之，舌红光已渐减，脉数较平，上法进退之。

姜半夏 12g　川厚朴 12g　蒌皮仁各 15g　薤　白 20g

旋覆花 15g　代赭石 20g　炒枳壳 12g　炒二芽各 15g

金钱草 60g　元明粉 15g　郁　金 20g　二剂

8月16日十二诊：胸中已无火辣感，腹部有时作胀不适，今亦无之，大便正常，每日一次也，然舌仍光红，上方加生石膏60g，蒌皮仁各加至20g。一剂。

8月17日十三诊：上方服后，无不良反应。舌干较减也，畏油特甚，舌脉大致仍同前。上方加焦山楂18g，滑石30g。一剂。

8月19日十四诊：再续上方，薤白加至30g，加炙甘草10g。二剂。

8月21日十五诊：舌质偏红，脉较数，口中有水，手心热，上方去姜半夏、川厚朴，减薤白至15g，加龙胆草12g，黄芩10g，甘草用生。二剂。

8月24日十六诊：胸腹已无不适感，大便已成条状，舌苔稍见水白，脉浮弦数，从太少二阳治。

柴　胡 12g　桂　枝 12g　炒白芍 15g　滑　石 30g

金钱草 60g　薤　白 30g　姜皮仁各 20g　甘　草 12g

二剂

医案 3

王某，女，50岁。

1975年1月5日初诊：患者为胆蛔症，上腹疼痛剧则不能忍受，二目上视欲死。今春开始常觉脘嘈，终夜不眠，脉小，舌绛少苔。

胡黄连 10g　乌　梅 10g　桂　枝 6g　附　片 6g

细　辛 6g　川黄柏 6g　党　参 10g　当　归 10g

枳　壳 10g　炒谷芽 15g　干　姜 6g　二剂

上方服后即愈出院。

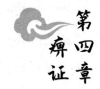
一、风湿与类风湿

医案 1

朱某，女，35 岁，南京汽车制造厂。

1973年10月6日初诊：关节疼痛已数年，消化不良，大便一日三四次不定，苔白尖红，脉软小，有时身发乌色，有硬疙瘩，常发紫斑，腰酸，目疼，头痛，多梦。

附　片 9g	细　辛 9g	紫　草 9g	川黄连 5g
焦白术 12g	仙鹤草 30g	防　风 9g	干姜炭 6g
白　芍 12g	炒楂曲各 9g	苍耳子 9g	茯　神 21g
龙　齿 15g	石决明 30g	牡　蛎 30g	四剂

医案 2

刘某，女，49 岁，安徽省全椒县茆彭小队。

1975年7月10日初诊：两臂自肘以下、右腿皆酸痛，已有二三年，初尚轻，渐加重也，苔白，舌尖红，脉较浮软，汗少。

制二乌 10g	桂　枝 10g	细　辛 8g	防　风 10g

当　归12g　川　芎10g　白　芍12g　二活各8g

威灵仙10g　陈　皮10g　姜半夏10g　干　姜6g

干地龙10g　全　蝎6g　四剂

医案3

王某，女，56岁，安徽省全椒县白酒公社大张大队寺上小队。

1987年4月13日初诊：腰痛已有二三年，左腰以上至肋骨已变形。苔偏白，质略红，脉浮数，纳尚可，多则胀阻。拟方兼顾。

独　活15g　防　风15g　制二乌各12g　桑寄生30g

威灵仙12g　丹　皮12g　桃　仁20g　当　归12g

川　芎12g　怀牛膝30g　制首乌30g　焦苍术15g　三剂

4月17日二诊：症状减轻，上方加荆芥10g，紫草15g，络石藤30g，全蝎12g，加丹皮至15g。四剂。

4月23日三诊：症状大减，脉浮数，加荆芥至12g。四剂。

4月28日四诊：痛再减，苔偏白，脉浮数，上方续服，加当归至15g。四剂。

5月2日五诊：症更减，苔脉大致同前，上法增损之。

独　活15g　制二乌各12g　焦苍术20g　防　风15g

威灵仙15g　桑寄生30g　制首乌30g　全　蝎12g

当　归15g　川　芎15g　麻　黄12g　细　辛10g

丹　皮12g　桃　仁20g　四剂

5月7日六诊：痛更减，脉仍较浮，上方加紫草12g。四剂。

二、腰腿痛

医案 1

彭某，男，39 岁，安徽省全椒县襄河粮站。

1975年7月25日初诊：肾结石病史，腰酸甚，苔水白，汗多，脉软小，溺红，短频，尚未影响饮食。

附　片12g	细　辛6g	金钱草60g	大小蓟各15g
仙鹤草30g	茜　草21g	滑　石21g	甘　草10g
白　芍15g	三剂

医案 2

马某，男，53 岁，安徽省全椒县石沛公社。

1974年1月16日初诊：腰部微痛，阵发则剧烈，脐腹部坠痛，平时大便亦干结，七日未大便，常嗳气，苔白甚，舌尖红，脉软微数，多汗，当温下。

| 附　片10g | 白　芍10g | 干　姜10g | 生　军10g |
| 火麻仁30g | 广木香8g | 桂　枝10g | 丹　皮10g | 二剂 |

1月18日二诊：便下如栗状，便不多，仅解两次，予上方加元明粉10g，炒谷芽12g。二剂。

2月16日三诊：所下较多，症状大减，停药多日矣，现仅腰部不适而矣，并不疼，苔白，头汗易出也，再予上方加川续断12g，炒三仙各10g，去元明粉。三剂。

医案3

徐某，女，33岁，安徽省全椒县荒草圩部队家属。

1974年7月6日初诊：腰酸痛，今经净已多日，腰仍疼，头痛晕眼花，人瘦甚，面姜黄，大便稀，一日解二三次，食少，舌光绛无苔，脉小。

胡黄连8g　黄　芩8g　丹　皮10g　块茯苓12g

枇杷叶10g　夏枯草10g　北沙参12g　丹　参12g　四剂

7月11日二诊：上方后症减十之七八，精神佳面色转红润，食亦增，舌绛色减，质仍光，脉仍小。予上方加太子参15g。四剂。

医案4

杨某，女，36岁，安徽省全椒县周岗公社周岗大队街东生产队。

1975年10月4日初诊：自1973年10月计划生育结扎手术后则腰痛，左少腹亦疼痛，脐腹部作胀。近三个月来，以矢气为快，食仅半碗许，大便时有硬团状，有时隔日一解。又头昏，苔薄白，尖左边稍作浅乌色，脉微数。

独　活10g　附　片10g　川续断12g　生　军10g

桃　仁10g　当　归10g　丹　皮10g　丹　参12g

茯　神21g　赤白芍各10g　炒二芽各15g　甘　草6g

三剂

11月6日二诊：方后大便一日二三次，头昏大减，腰腹酸痛亦减，白带多，自觉心中舒畅，苔脉略同前。予上方减生军3g，加焦山楂12g，神曲12g，焦白术12g，仍乏力，加防风10g，牡蛎30g，大腹皮10g。五剂。

12月6日三诊：头昏向愈，腰腹痛又减，腹已不胀，苔硗少，质略偏红，脉较弦数，经才净，睡眠差，多梦，目红疼。

独　活10g	炒三仙各10g	丹　皮10g	丹　参12g
茯　神21g	合欢皮30g	夜交藤30g	牡　蛎30g
贯　众15g	柴　胡8g	黄　芩6g	川黄连5g
炒山栀10g	川牛膝12g	五剂	

医案5

王某，女，72岁，安徽省全椒县南屏老庄。

1987年2月16日初诊：腰痛已多年，久立则有之也，脘中胀痛，食大减，仅及以往三分之一。苔薄白，尖边稍光红，脉浮数，无其他表证，拟方兼顾。

独　活15g	当　归12g	川续断15g	丹　皮10g
海螵蛸15g	炙甘草10g	大　贝12g	川黄连8g
生　姜8g	焦苍术12g	二剂	

2月19日二诊：方后，腰已不痛，脘中胀减，痛已濒愈，睡稳，纳亦较甘，舌脉近前而较均匀。仍予上方，加丹皮至12g、川黄连至10g、炙甘草至10g、大贝至15g，加郁金10g。二剂。

2月26日三诊：腰部久坐则痛，脾区作刺痛，胸胀痛颇去。苔薄，舌尖红甚，脉弦劲，上法出之。

| 柴　胡10g | 郁　金15g | 炒二芍各12g | 金银花15g |

连　翘 12g　桃　仁 15g　大　贝 15g　海螵蛸 15g

炒枳壳 12g　甘　草 10g　丹　皮 12g　三剂

3月3日四诊：脘中胀痛已解，腰痛已甚微，舌苔薄白，脉较浮数微结。上方加藿香10g、独活12g。三剂。

医案6

胡某，男，24岁，安徽省全椒县粮食局饲料公司。

1987年3月26日初诊：1986年6月腰股部开始疼痛，舌偏绛，少苔，脉浮弦数，大便干，有时隔一二日一解，用力则痛，小溺有时难解，有时色黄，当从清法。

石　斛 30g　丹　皮 12g　紫　草 15g　怀牛膝 30g

山　栀 12g　川黄柏 15g　桑寄生 30g　制首乌 20g

丝瓜络 30g　络石藤 30g　木　通 15g　生　军 10g

甘　草 12g　元明粉 10g　二剂

3月30日二诊：症减十之二三，效果甚显也。舌脉同前，大便解三次，已不干而易解矣。上方加金银花20g，连翘15g，防风12g。三剂。

4月2日三诊：前日食韭，夜晚痛即加剧，大便溏，但仅解一次。苔脉大致同前，上方去防风，加丝瓜络至50g、山栀至15g、石斛至40g。三剂。

4月7日四诊：症再减，上方加丹皮至15g、生军至12g、怀牛膝至40g、山栀至15g，首乌至30g，加桃仁20g。三剂。

4月11日五诊：症状稳定，苔薄，质仍偏红，脉较数浮，上法化裁。

独　活 12g　防　风 12g　威灵仙 12g　石　斛 30g

木　通 15g　桑寄生 30g　制首乌 30g　全　蝎 10g

山　栀 15g　金银花 20g　丹　皮 15g　紫　草 15g

络石藤 30g　甘　草 12g　三剂

4月14日六诊： 右下肢坐卧较可，起立虚置则痛。舌偏绛，无苔，脉较数，上方去防风、独活、威灵仙，加川黄柏 15g，桑枝 30g，丹参 20g，怀牛膝 30g，丝瓜络 30g。三剂。

4月18日七诊： 上方加川续断 20g、当归 15g，去紫草。三剂。

4月21日八诊： 久坐后起立时痛加剧。苔㿠，质偏光红，脉数，上法出入。小溺难解。

石　斛 30g　山栀 15g　川黄柏 15g　络石藤 30g

金银花 20g　怀牛膝 30g　泽　泻 20g　丹　皮 15g

丹　参 20g　木　通 15g　桑寄生 30g　车前子 20g

甘　草 12g　滑　石 30g　三剂

医案 7

张某，男，42 岁，南京汽车制造厂。

1973年1月6日初诊： 身痛不定处已二十余年，初由下肢起，之后逐渐遍身游痛不定，背部、项部皆有之，舌质偏红，苔㿠白（才食油煎物），脉软小，汗较多，身痛则不能睡眠矣，头有时昏痛（多在过劳后），大便干稀不定，时少时日二三次。

附　片 10g　白　芍 12g　龙　齿 15g　牡　蛎 30g

紫　草 10g　　夏枯草 12g　　防　风 10g　　桑　叶 10g

磁　石 30g　　当　归 10g　　川黄连 5g　　黄　芩 6g

茯苓神各 15g　甘　草 6g　　二剂

医案8

许某，女，59岁，安徽省全椒县十字公社光明大队二陈小队。

1973年12月10日初诊： 右下肢及臀部酸痛，行动则甚，舌苔水白，不思饮食，脉濡，二便近常也。

全　归 10g　　白　术 10g　　秦　艽 10g　　片姜黄 10g

白　芍 10g　　净桃仁 10g　　威灵仙 12g　　怀牛膝 10g

鸡血藤 12g　　夜交藤 12g　　二剂

12月15日二诊： 症状同前，病已半年，今又加腰酸痛，苔硗白，质略红，左手及右腿麻木，有汗，大便干，隔日一解，脉较浮数，坐下即不能起立。

制二乌 10g　　桂　枝 10g　　威灵仙 10g　　秦　艽 12g

怀牛膝 12g　　干地龙 10g　　全　蝎 6g　　丹　皮 10g

川续断 12g　　紫　草 10g　　当　归 12g　　二芍各 10g

络石藤 12g　　三剂

1974年1月10日三诊： 服方后坐下已能起立，今苔根白，前半皆绛，予上方加干地龙3g、大蜈蚣2条。三剂。

2月4日四诊： 现胯部酸痛，他处疼痛皆濒愈，舌绛，腰尚有微酸，从上法出入。

豨莶草 15g　　寻骨风 12g　　桑寄生 25g　　大蜈蚣 3 条

干地龙 15g　丹　皮 10g　紫　草 12g　独　活 10g

怀牛膝 12g　三剂

2月12日五诊：症状再减，予上方加全蝎2g，川黄柏10g，薏苡仁30g。三剂。

2月20日六诊：上方服至三付，痛如陡然消失，尖质红较甚，再予上方加金银花15g。三剂。

医案9

徐某，女，46岁，安徽省全椒县十字公社光辉大队新庙小队。

1974年8月30日初诊：右腿内侧痛已五六年，去年冬月，左腿痛微甚，舌绛无苔，脉小。

紫　草 12g　丹　皮 9g　知　母 12g　川黄柏 9g

生石膏 30g　独　活 9g　僵　蚕 12g　忍冬藤三尺

怀牛膝 12g　四剂

医案10

袁某，女，34岁，安徽省全椒县武岗公社大冯大队沈王小队。

1975年3月26日初诊：两三年来遍身游走性疼痛，初起在左大腿外侧，后乃游走不定处也，胸中阻闷难过，有时作胀，咽中时有物阻。苔偏白，尖部稍有小朱点，汗易出，人渐瘦，食少故也，大便较溏，日二三次，怯寒。

桂　枝 10g　附　片 10g　防　风 10g　川黄连 6g

白　芍 12g　薤　白 12g　姜半夏 10g　块茯苓 15g

薏苡仁 24g　干地龙 12g　苍耳子 12g　厚朴花 10g

炒楂曲各 10g　四剂

3月30日二诊：大便已不溏，咽中有时仍阻也，怯寒止，服方后有汗，予上方，减白芍至 10g，加射干 10g，僵蚕 12g，桔梗 10g，丹皮 10g，赤芍 10g，炒三仙各 10g。四剂。

4月4日三诊：自服方后即未再发遍身疼痛，但咽中阻如前，舌质偏红，有小朱点，人软脉小，从前法出入。

炒二芽各 12g　川黄连 6g　射　干 10g　块茯苓 15g

苏　梗 10g　苍耳子 12g　川厚朴 10g　炒牛子 10g

僵　蚕 12g　甘　草 6g　姜半夏 10g　生　姜 5g　三剂

4月10日四诊：咽中不利，昨晚腹胀，大便二次，腰疼，予上方，去二芽，加独活 10g，丹皮 10g，陈皮 10g。三剂。

8月8日五诊：每日大便三四次，苔白，汗多，脉小，腰及右腿时痛，头晕，脘痛。

附　片 10g　桂　枝 10g　块茯苓 15g　姜半夏 10g

陈　皮 10g　炒楂曲各 10g　干　姜 10g　焦白术 12g

党　参 10g　白　芍 12g　苍耳子 10g　威灵仙 10g

炙香附 10g　三剂

医案 11

边某，男，26 岁，吾第二子。

1975年5月22日初诊：左膝下面一直向上，五寸许长短，作酸疼，软且无力，已数日，今且头昏晕，汗较易出，苔薄白，尖一贯多红点，今仍有之，大小便正常，饮食亦可，脉软小。

附　片10g　桂　枝10g　威灵仙10g　秦　艽12g

川黄连3g　桑寄生15g　独　活10g　防风己各10g

薏苡仁30g　块茯苓15g　全　蝎6g　磁　石30g

当　归10g　川　芎6g　苍耳子10g　二　术12g　二剂

医案12

彭某，女。

1977年6月23日初诊：左下肢膝部痛（直至踝间），继之右腿痛，脘亦痛，心悸易汗出，手指凉，自谓下肢亦不热也，头痛耳鸣，头晕眼黑，溺黄，大便干带血，苔磁质偏红，尖甚有小朱点，脉较数。

条　芩8g　火麻仁30g　二　芽25g　海螵蛸10g

贝　母10g　紫　草10g　丹　皮10g　怀牛膝15g

干地龙12g　牡　蛎30g　磁　石30g　甘　草6g

赤　芍12g　红　花10g　山　栀10g　槐　花10g

附　片10g　三剂

医案13

徐某，女，33岁，安徽省全椒县荒草圩部队。

1988年5月15日初诊：本月5日人流术后，身痛胸闷，噫气频频，腰腿酸痛，怯寒，易汗出，不思食，食后有时作满，苔白，脉浮弱，桂枝加附子主之。

桂　枝15g　附　片15g　姜半夏15g　陈　皮15g

川厚朴 15g　炒白芍 12g　生　姜 10g　炒三仙各 12g
公丁香 8g　　二剂

5月17日二诊：证症状均减，胸中有闷痛，噫气已少，苔白颇去，脉弱也，上法出入。

防　风 12g　柴　胡 10g　炒白芍 12g　桂　枝 12g
姜半夏 12g　陈　皮 12g　元　胡 15g　广木香 10g
炒焦楂糨各 15g　　　　桔　梗 12g　炒枳壳 12g
川厚朴 12g　当　归 12g　生　姜 8g　　二剂

5月30日三诊：服方时胸痛减少，停药多日又举发。易汗出，苔偏白，脉弱，此症在人流前即有之。怯寒，易感冒，当以温阳法加以补正为治。纳少，不思食。

桂　枝 15g　附　片 15g　龙牡各 30g　党　参 15g
炙黄芪 15g　炒白芍 18g　焦白术 18g　干　姜 8g
姜半夏 12g　陈　皮 12g　川厚朴 10g　元　胡 15g
焦山楂 15g　　二剂

6月2日四诊：症状较轻减，苔仍偏白，脉仍弱，上方加附片至18g，加桔梗10g、炒枳实10g、公丁香8g、当归12g，去白芍、白术、龙牡。三剂。

三、其他

医案1

涂某，女，20岁，安徽省全椒县官渡公社康合大队。

1974年6月21日初诊：两手麻木至肩，手不能握，头微昏，眼睑浮肿，无汗，食不知味，脉小软，苔水白较甚。

制二乌各5g　桂　枝10g　细　辛10g　　当　归12g

陈　皮10g　川　芎10g　焦二术各12g　法半夏10g

干　姜6g　　防　风10g　橘　络12g　　三剂

6月24日二诊：两臂麻木均减，已能睡眠（以前麻则心烦，不能眠），知饥，汗较多，脉小苔白。

干　姜6g　　附　片12g　白　芍12g　当　归12g

橘　络10g　法半夏10g　秦　艽12g　防　风10g

川　芎10g　三剂

7月12日三诊：病愈大半，现右手中指与无名指尖稍麻，汗较多，脉小苔仍偏白，再予上方四剂。

医案2

张某，女，27岁，安徽省全椒县陈浅乡百子大队喻村。

1974年12月12日初诊：7月间产后即有关节酸痛，无汗，腰痛，头亦痛，苔水白，脉软，怯寒风，若下冷水则加剧。

制二乌10g　桂　枝10g　细　辛10g　二　活15g

当　归10g　川　芎10g　鸡血藤21g　焦二术12g

防　风10g　蜈　蚣2条　炙首乌12g　丹　皮6g

麻　黄10g　荆　芥10g　川续断12g　三剂

12月18日二诊：方后觉身较暖，症状亦轻减，近日天气阴而寒冷更甚，又停药数日，故病又复如原状。舌质较前红甚，予上方，加豨莶草21g、甘草10g、干地龙12g、紫草10g，加丹皮至9g、制二乌至13g。四剂。

黄某，女，46岁，安徽省全椒县南屏大队贾庄小队。

1974年12月12日初诊：四肢酸痛十多年，以右臂为重，近来酸痛麻木且抽搐，经常头晕眼黑，右手已不能伸直，汗易出，脉浮，苔偏薄白，尖较光而淡红。

制二乌 12g	细 辛 8g	桂 枝 10g	麻 黄 8g
防 风 10g	白 芍 12g	陈 皮 10g	姜半夏 10g
蜈 蚣 2条	黄 芪 12g	当 归 10g	川 芎 10g
炙首乌 12g	焦二术 12g	干地龙 10g	丹 皮 10g
橘 络 10g	甘 草 10g	三剂	

12月17日二诊：上方后，多日来麻木仅有三次，已不抽搐，但腰痛未减，苔硗，质较红，脉较数，予上方加丝瓜络12g，紫草10g，川续断12g，加干地龙至12g、当归至13g，去橘络（缺，去之）。三剂。

1975年1月19日三诊：上治一切皆愈，手有时微麻，或左或右，腰酸，素有白漏已二三年，黏连至四五寸长不断，苔水白，质略偏红，脉浮软，动则汗出。

附 片 12g	桂 枝 12g	炒白芍 12g	当 归 12g
桑寄生 15g	贯 众 12g	焦白术 12g	干 姜 10g
丹 皮 10g	川续断 15g	秦 艽 12g	炙首乌 12g
川 芎 10g	甘 草 10g	四剂	

1月24日四诊：上治已愈，唯劳动后右手麻，左手甚微，但不抽动。舌根稍有白腻苔，前则较绛，脉软小，从前法出入，

腰酸，白带多，头昏，动则心翻。

丹　皮 10g　丹　参 12g　蜈　蚣 2 条　干地龙 12g

豨莶草 15g　制二乌 12g　薏苡仁 30g　枇杷叶 10g

胡黄连 5g　当　归 10g　防风己各 10g　块茯苓 12g

紫　草 10g　贯　众 12g　三剂

1月29日五诊：手麻轻减一半，白带亦略减少，心亦不作翻，苔碌少，质红散见小朱点，脉较浮小，微数，从前法出入。

豨莶草 15g　紫　草 10g　丹　参 12g　丹　皮 10g

胡黄连 6g　川黄柏 6g　薏苡仁 21g　嫩桑枝 30g

蜈蚣二条　干地龙 12g　贯　众 12g　防风己各 9g

丝瓜络 15g　四剂

医案4

张某，女，46岁，安徽省滁县公安局。

1977年3月26日初诊：右肩酸胀疼痛已半年，近来牵至颈项部，苔偏水白，脉迟缓，纳不甘，心慌头晕，腰痛易汗。

炙附片 12g　桂　枝 12g　桑寄生 15g　当　归 10g

焦二术 12g　陈　皮 10g　川　芎 10g　防　风 10g

姜半夏 10g　龙　牡 60g　茯　苓 15g　泽　泻 15g　五剂

4月12日二诊：肩痛减，汗已无，头晕心慌大减，似已不觉，腰疼药后颇佳，但近日阴雨又较差，食已增甘，近日颈项部不适，苔白不厚略透红，欲呕酸，脉较小弱，从前方加炒吴萸3g，川黄连5g，丹皮6g，减附片至10g，月经将潮，经量一贯多，加仙鹤草24g，白芍12g。五剂。

4月28日三诊：肩部痛又减，但向下行，未及肘也，已不呕酸，经已行且已净，苔仍偏水白，脉小软，予上方加川羌8g，紫草10g，川续断12g，加附片至12g。五剂。

5月21日四诊：多日阴雨，病尚未增，今苔薄质略透红，脉略如常人，而经来量仍多，从前法出入。汗不多，项颈已不再痛，但背部略有之。

川 羌 8g	防 风 10g	桂 枝 10g	豨莶草 15g
丹 皮 6g	仙鹤草 30g	茜 草 15g	紫 草 10g
当 归 10g	川 芎 6g	焦二术 12g	侧柏炭 15g
龙牡合 60g	干地龙 12g	全 蝎 8g	五剂

医案5

宋某，女，55岁，安徽省全椒县船厂。

1987年9月27日初诊：类风湿性关节炎病史，周身关节痛，手足指可屈不能伸，有时作麻。时而怕冷，舌苔偏白，脉较浮弱，易汗，食减，当温解之。

防 风 15g	附 片 20g	桂 枝 20g	二活各 12g
焦苍术 20g	当 归 15g	川 芎 15g	威灵仙 15g
桑寄生 30g	生 姜 10g	姜半夏 15g	陈 皮 15g 三剂

9月30日二诊：腰胯处痛减，他处亦较轻松，苔白减，脉但弱不浮。上方减桂枝至15g，附片至15g，加丹皮12g，石斛30g，怀牛膝30g，制首乌30g。四剂。

10月4日三诊：经治症情渐好转，苔薄腻，脉濡，仍系原法。

防　风15g　附　片10g　桂　枝10g　羌独活各12g

苍　术20g　薏苡仁20g　当　归15g　川　芎15g

丹　皮12g　石　斛30g　怀牛膝30g　制首乌30g

威灵仙15g　桑寄生30g　姜半夏15g　甘　草6g　　四剂

医案6

吴某，女，37岁，安徽省全椒县轮窑厂。

1989年5月19日初诊：风湿性关节炎病史，现四肢骨节均见肥大，疼痛已五年余，大便干难解。舌苔少，质红，脉浮细数，当清之。

金银花20g　络石藤30g　桑　枝40g　川黄柏12g

连　翘12g　甘　草10g　怀牛膝30g　炒牛子12g

薄　荷10g　山　栀12g　火麻仁30g　生　军12g

炒枳壳12g　二剂

5月22日二诊：大便已正常，其他症状同前，上方去生军、川黄柏、火麻仁，加丹皮10g，桑叶20g，防风12g，川芎12g，二剂。

5月25日三诊：前日晚睡时将足置于被外着凉而抽筋，昨日痛较甚，早起有汗出，大便已软，舌质红稍有白薄苔，脉较浮数。

柴　胡10g　前　胡12g　炒牛子12g　薄　荷12g

荆　芥8g　防　风10g　黄　芩12g　连　翘15g

金银花30g　络石藤30g　甘　草10g　怀牛膝30g　二剂

5月26日四诊： 周身痛颇减，身亦觉轻松，脉已平，是外邪已去也，舌如昨，上方加怀牛膝至40g、防风至12g、荆芥至10g，减黄芩至10g、薄荷至10g。二剂。

5月29日五诊： 骨节痛稍减，汗多，舌脉大致同前，上方减防风至10g，去荆芥和薄荷，加薏苡仁30g，丹皮10g，紫草10g。二剂。

5月31日六诊： 身痛又加剧，汗仍多不减往时，舌上稍见薄白苔，脉在肌肉间微数，上方将防风加至12g，加炒白芍15g，当归12g，桂枝12g。二剂。

6月2日七诊： 汗仍多，人软甚，舌苔极微薄，脉较浮数，当补其正气以清热凉血治之矣。

生黄芪 15g	党 参 15g	太子参 20g	川 连 6g
山 栀 12g	桑 叶 15g	桑 枝 30g	黄 芩 10g
生 地 20g	丹 皮 10g	甘 草 15g	络石藤 30g
金银花 20g	二剂		

6月4日八诊： 汗稍减，身腰痛，午餐后脘腹稍有胀感，舌色红光，脉细数，上法出入。

柴 胡 12g	防 风 13g	葛 根 13g	怀牛膝 30g
金银花 30g	连 翘 15g	络石藤 30g	炒枳壳 12g
丹 皮 12g	川 连 8g	炒二芍各 10g	甘 草 10g 二剂

医案7

李某，男，60岁，安徽省全椒县黄栗树公社大山大队河西。

1975年3月8日初诊： 高血压病史，于去年五月后出现右侧半身不遂伴麻木，头至臂足皆不适，有时疼痛也。苔白，前半段散见小红点，脉浮弦数，仅能食半碗，还需汤泡，食粥可二小碗，阴雨则全身不适，不思食矣，脘嘈。

制二乌12g　桂　枝10g　白　芍12g　炒吴萸3g

胡黄连8g　炙首乌12g　蜈　蚣2条　细　辛8g

麻　黄6g　川　芎10g　当　归10g　二　活15g

甘　草10g　川牛膝12g　石　斛12g　苍　术10g

薏苡仁30g　防风己各12g　全　蝎6g　龙牡各30g　五剂

3月15日二诊： 症状全面轻减，足趾能活动矣，头痛、头晕已濒愈，口较干有时喜饮，第一剂服下后，得汗出，心不难过矣。予上方加石斛至15g，加干地龙12g，苍术改为二术。五剂。

3月21日三诊： 前日尚佳，昨日食鱼又因天暖脱衣，今苔白甚，脉浮软，汗较多，加桑寄生15g，干姜6g，桂枝3g，威灵仙12g。五剂。

3月31日四诊： 据述，服上方二剂后，症情大好，但因着风两腿突然不能行走，今血压增高，身肿，皮肤起红点稍高起，作痒，再予第一方加紫草10g，加龙牡各15g，防风己各3g。三剂。

4月4日五诊： 情况又转佳，再予上方，食又增，再加龙牡各15g，血压高，加桑寄生10g。四剂。

医案8

赵某，男，67岁，安徽省滁县西大街反修路36号。

1977年5月31日初诊： 左侧半身不遂已十四个月。处方如下：

附　片12g	桂　枝12g	炒白芍12g	威灵仙10g
狗　脊12g	焦白术12g	茯　苓15g	防　风12g
泽　泻15g	黄　芪15g	当　归10g	桑寄生15g
鸡血藤15g	炙首乌15g	干　姜10g	六剂

6月7日二诊：左手屈伸已不酸痛，其他皆如前状，拟下方：

炙川草乌各6g	桂　枝12g	秦　艽15g	威灵仙12g
丹　皮10g	全　蝎6g	僵　蚕12g	怀牛膝15g
防　风10g	羌独活各6g	麻　黄6g	细　辛6g
石　斛15g	苍　术10g	当　归10g	甘　草6g
炙首乌15g	明天麻12g	鸡血藤21g	川　芎10g
牡　蛎30g	十剂

6月22日二诊：较初好转，以往上下肢如木之强硬，今微能活动，且能自下床大小便。苔白腻厚，有裂纹。脉软，易汗出。予上方四剂。

6月26日三诊：上肢举动较灵活，下肢尚如前，初服汗多，后即无或少，以往每夜口渴，必饮水，今已无此现象。于前方加干地龙12g、橘络10g（又溺黄，今已清），去丹皮、僵蚕，加苍术至13g、当归至13g、防风至13g。十剂。

医案9

张某，女，40岁，安徽省全椒县棉织厂。

1975年1月19日初诊：腰背痛，两肩时酸痛，苔薄，质略偏红，尖有小朱点，脉浮较弦，汗稍易出，头痛甚在额部，白带多，经来时腰酸甚，腹胀、脘嘈痛，溢酸水。

附　片9g　　桂　枝9g　　防　风9g　　炒吴萸5g

胡黄连6g　　丹　皮9g　　蜈　蚣2条　干地龙9g

炒白芍12g　陈　皮9g　　姜半夏9g　　干　姜6g

苍耳子9g　　夏枯草12g　当　归9g　　川　芎9g

块茯苓15g　三剂

3月16日二诊：近一周来周身疼痛，两肩臂皆然，脘嘈杂、溢水，且至不能睡，近二三日来咽喉疼痛，食后脘胀，有时欲呕，每早必呕酸水，头亦疼，有时劳则有汗出，脉浮小数，苔硗白，质红多朱点，溺黄，腰疼。

炒牛子9g　　薄　荷9g　　桔　梗9g　　甘　草9g

射　干9g　　胡黄连8g　　枇杷叶12g　黄　芩9g

桑　叶9g　　夏枯草12g　竹　茹9g　　车前子15g

炒二芽各12g　块茯苓21g　薏苡仁24g　丹　皮12g　三剂

5月3日三诊：上治后咽痛已告愈，肩酸，腰及大股处仍痛，周身作困如缚，脉浮数，苔偏水白，尖有小红点，头疼甚。

二　活15g　　防　风9g　　川　芎9g　　当　归9g

炒吴萸6g　　胡黄连5g　　茯　神21g　　泽　泻15g

薏苡仁30g　焦二术12g　干　姜6g　　威灵仙9g

苍耳子9g　　白　芷6g　　三剂

5月17日四诊：月经总提前数日，上治腰疼颇减，其他症状亦有好转，失眠多梦，脘嘈溢水，头疼，体困均尚有之，带多。舌质略偏红，尖有小朱点，脉稍浮数，清疏为主。

川黄连 6g　　茯　神 21g　　泽　泻 15g　　薏苡仁 30g

二活各 9g　　当　归 9g　　防风己各 9g　　夏枯草 9g

黄　芩 6g　　丹　皮 9g　　苍耳子 12g　　合欢皮 24g

夜交藤 24g　　贯　众 15g　　三剂

医案 10

石某，女，21岁，未婚，安徽省全椒县谭墩公社团结大队吴小桥。

1977年7月14日初诊：周身不定处剧痛，食能两碗，但乏力，两颧有黑斑，大便干如栗状，二三日一解，脉小数，稍压之则不显，舌质红苔少剥脱，舌前半如剥去皮状，尖边如刀割样破裂，但不痛。

太子参 15g　　北沙参 12g　　党　参 12g　　火麻仁 30g

郁李仁 21g　　丹　参 15g　　丹　皮 10g　　炒二芽各 15g

四剂

8月1日二诊：周身已不痛，大便亦不干，头不昏，手心热，已无所苦。舌边裂之象见好转，苔白少而质偏红，脉软微数。虽无症状，不能算痊愈也，须继续治之。上方加枇杷叶 12g，夏枯草 12g，麦冬 15g，生甘草 10g。四剂。

医案 11

张某，女。

1975年3月12日初诊：肩背疼腰痛，苔少质红甚，有朱点，脉小。

薄　荷 9g　　炒牛子 9g　　黄　芩 9g　　紫　草 9g

丹　参 12g　　川黄连 6g　　连　翘 9g　　甘　草 9g

丝瓜络 15g　　一剂

3月13日二诊：肩背部分较适，腰疼略减，再予上方，加牛膝12g，金银花24g。二剂。

4月20日三诊：右侧颈项疼痛，牵及右肩臂皆疼也，苔磁白，质偏红，多小朱点，脉浮软。

桂　枝 9g　　葛　根 12g　甘 草 9g　　黄　芩 6g

胡黄连 6g　　块茯苓 12g　生 姜 6g　　丹　参 12g

炒二芽各 12g　　　　　　二剂

7月18日四诊：服上方，症有减轻，拟下方。

薏苡仁 30g　　块茯苓 24g　　泽　泻 15g　草　薢 15g

赤　芍 21g　　防风己各 9g　枇杷叶 12g　射　干 9g

丹　参 12g　　丹　皮 9g　　紫　草 9g　　甘　草 9g

姜半夏 9g　　炒牛子 9g　　二剂

医案 12

荣某，男，29岁，安徽省全椒县农科所。

1986年3月4日初诊：颈项、两肩脊背及腰均掣痛，苔偏白，脉较浮弱，时而有汗（均半侧身出汗），胸腹部气阻、矢气已十余年。苔偏白，脉较浮弱。盖太阳病稽留至今，虽治而未得其法，故仍以太阳法治之，然痛已十余载，非多服方不能愈也。

桂　枝 15g　炒白芍 15g　炙甘草 12g　葛　根 15g

川　羌10g　独　活12g　当　归15g　川　芎12g

生　姜12g　姜半夏15g　陈　皮15g　川厚朴15g　二剂

3月6日二诊：服上方第一剂功效显著，全身自觉轻松。第二剂则未见进退，询之则食面条也，是犯禁矣，又曾于昨午食牛肉，是吾所嘱之一切禁忌，即桂枝汤服后所应禁忌者，患者未注意矣，今叮嘱切需遵医之嘱。舌苔白，尖之底部见红色，脉弱，予上方加防风12g、焦山楂18g，加川羌活至12g、桂枝至18g、葛根至18g、独活至15g。二剂。

医案13

张某，女，51岁，安徽省和县石杨。

1993年6月1日初诊：右乳及肋下疼痛剧烈，有时项下、第一胸椎及头部亦痛，痛甚则汗出，两肩酸痛已两年，平时汗多，脊背更亦出汗，右腿直至足心皆作烧热状。以往脐部如有冷风内窜，两肩如冷风吹入耳。胸闷，嗳气，食少，大便两日未解，白带多，脉软小，苔水白。温阳为主，稍以理肝为佐。

附　片12g　炒白芍12g　桂　枝10g　陈　皮12g

川厚朴10g　姜半夏12g　佛　手12g　元　胡12g

薤　白12g　干　姜10g　二剂

6月3日二诊：症状全面轻减，肋痛最显，舌脉略同前，再予上方加桂枝至13g、附片至15g，加磁石30g，珍珠母30g。二剂。

6月6日三诊：症状更减，乳下疼痛已痊愈，头、项、脊痛更微，汗出亦少，再予上方去佛手，加焦白术12g，当归10g，苍耳子10g。二剂。

6月10日四诊：告曰病已痊愈，嘱其暂时停药观之，病若发作再来诊治。

医案14

王某，女，32岁，安徽省全椒县南屏公社老观陈大队。

1974年5月26日初诊：腰椎疼痛不酸，月经期更甚，苔偏白质略红，脉软小汗多。

制二乌 10g　川续断 12g　当　归 12g　川　芎 12g
丹　皮 10g　干地龙 10g　全　蝎 6g　桂　枝 10g
白　芍 12g　二　术 12g　炙首乌 12g　薏苡仁 30g
防　风 10g　三剂

5月31日二诊：上方后症减，苔仍白，脉软也，予上方加制二乌至13g、全蝎至8g、加川续断至15g，加威灵仙10g，火麻仁30g，牛膝12g，炒二芽各12g。四剂。

6月7日三诊：症更轻减，休息时已不痛，久坐或久立则痛。苔脉略同前，大便仍干，予上方加火麻仁30g，加炒二芽各至15g、川续断至18g。四剂。

6月25日四诊：上治颇愈，遂上班工作，近日月经来后第二三日，腰痛时剧，苔薄，脉软汗多。

附　片 12g　桂　枝 10g　丹　皮 10g　川续断 15g
红　花 10g　桃　仁 10g　威灵仙 10g　当　归 12g
川　芎 10g　甘　草 10g　白　芍 12g　干　姜 5g
自然铜 21g（杵碎）　　　五剂

黄某，女，40岁，安徽省全椒县水产局。

1987年3月12日初诊：1982年曾因腰痛于苏州大学附属第一医院诊断为第四腰椎骨折，疼痛至今未愈。日间尚可，夜间要坐起两次才能入睡。去年七八月间并发坐骨神经痛。苔硗质偏红，脉小微数，拟方观效。

丹　皮12g　川续断15g　甘　草10g　怀牛膝30g

紫　草12g　桑寄生30g　络石藤30g　丹　参15g

川　芎12g　制乳没各12g　　　　三剂

3月15日二诊：症状已轻减，苔偏白，脉偏弱浮，上法出入之。

独　活12g　细　辛10g　制二乌各8g　当　归12g

桑寄生30g　川　芎12g　川续断18g　络石藤30g

丹　皮10g　炙甘草10g　桂　枝12g　防　风12g　三剂

3月18日三诊：症状尚稳定，动则痛也，静则可，舌质偏光红无苔，脉较弱数，上法出入之。

石　斛30g　紫　草15g　丹　皮12g　寄　生30g

甘　草15g　络石藤30g　丹　参15g　怀牛膝30g

川黄柏15g　制乳没各12g　　　　三剂

3月22日四诊：症状大减，上方续服，加薏苡仁30g。三剂。

3月26日五诊：症状更减，腰部早起有痛感，坐久即有之，苔薄白，脉较浮弱，左更甚，上方加独活12g，附片12g，川续断15g，威灵仙12g。三剂。

医案16

沈某，女，42岁，安徽省全椒县南屏供销社营业员。

1987年5月13日初诊：坐骨神经痛病史，痛至足底，左腿较重，曾经跌伤左膝部，腰亦痛，有时身软无力。苔少，质偏光红，脉小弱，当以清化为主。近日纳减，大便干结难解。

桑寄生 30g	络石藤 30g	石　斛 30g	怀牛膝 30g
黄　柏 12g	炒牛子 15g	丹　皮 12g	桃　仁 20g
火麻仁 30g	紫　草 12g	生　军 10g	炒枳壳 12g
炒二芽各 15g	元明粉 10g	二剂	

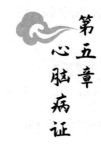

一、惊悸、怔忡

医案 1

王某，男，39 岁，安徽省肥西县革委会生产指挥组。

1975年3月1日初诊：冠心病病史，心悸频作，频发窦性早搏，苔白中灰黑，质红，脉小软，夜眠时自汗，大便难解，腰时酸，阳痿，睡眠不佳。

附　片 10g	桂　枝 10g	块茯苓 21g	泽　泻 15g
山　栀 10g	胡黄连 6g	丹　皮 10g	柏子仁 15g
远　志 10g	夜交藤 24g	合欢皮 15g	熟酸枣仁 15g

二剂

3月3日二诊：胸中压阻不适，以太息为快，苔白微灰，质绛，脉软，有时歇止，腰酸胸闷。昨夜怯寒，发小热，自汗可解，有时耳鸣。

桂　枝 10g	附　片 10g	丹　皮 10g	青龙齿 30g
牡　蛎 30g	块茯苓 15g	泽　泻 15g	郁　金 12g
紫　草 10g	丹　参 12g	蒌皮仁各 10g	女贞子 24g
珍珠母 30g	胡黄连 6g	二剂	

3月5日三诊：腰酸减轻。予上方加柏子仁15g，加附片至13g。二剂。

3月6日四诊：上方加菖蒲10g，陈皮10g，干姜6g，薤白12g，白芍12g，姜半夏10g，鸡血藤15g，党参12g，当归10g。一剂。

3月7日五诊：游玩归来后又发早搏，再予上方加桂枝3g，丹参3g，当归3g，加牡蛎至60g。一剂。

3月9日六诊：近日症状轻减，苔薄质红，脉小软，心跳时有歇止。再予上方十剂。即将回故里也。

3月26日七诊：仍予上方。十剂。

医案2

胡某，男，39岁，安徽省合肥汽车站长途汽车站。

1975年10月12日初诊：有窦性早搏、房室颤动病史，胆固醇高，有时自觉心悸，左脉有时乍一止，次数较右脉为多，脉体小软，苔薄白，舌心偏红。近日感冒咳嗽，时有咳血，法当兼顾。多梦，左胸疼。

桂　枝 9g	姜半夏 6g	炒山栀 6g	川黄连 3g
京菖蒲 5g	茯　神 24g	泽　泻 15g	防　风 9g
牡　蛎 24g	甘　草 6g	当　归 9g	七剂

10月18日二诊：感冒与咳嗽均轻减，但未痊愈也，他状同前。予上方，去山栀，加炒三仙各9g，远志9g，熟酸枣仁15g，柏子仁15g，加桂枝至12g、牡蛎至30g，甘草改用炙，减京菖蒲至3g。七剂。

医案3

陈某，男，17岁，南京汽车制造厂。

1975年11月29日初诊： 心律不齐两年余，今舌绛无苔，尖多朱点，有时呕酸，脉亦不齐，有时如小间歇状。

川黄连 5g　　炒山栀 10g　　枇杷叶 10g　　朱茯神 12g

柏子仁 12g　　丹　参 12g　　十剂

12月13日二诊： 呕酸濒愈，食纳亦佳，舌脉略同前，予上方，加川黄连至7g、柏子仁至15g，加黄芩10g、紫草10g、郁金10g。十剂。

医案4

王某，女，35岁，83219医院医生。

1977年8月4日初诊： 时有早搏，心动悸，不适感牵引至左肩腋部，脉次达50次/分，有时仅40次/分。大便干如栗状，苔碜少质偏红，略有隐隐然小朱点，口苦，曾被诊为心肌炎，汗多，食少，有时欲呕，关节时而怯风。

炙甘草 6g　　火麻仁 3og　　郁李仁 21g　　丹　参 12g

麦　冬 12g　　北沙参 12g　　小麦皮 15g　　枇杷叶 12g

蒌　皮 12g　　甘枸杞 12g　　桂　枝 6g　　五剂

医案5

陈某，男，18岁，安徽省全椒县白波公社。

1988年6月8日初诊： 怔忡，于江苏省人民医院诊断为风湿性心脏病，今鼻衄较剧，服药两剂后血已止。舌质红无苔，脉较数，面色红，热也当清之。昨日大便较多，形软。

黄　芩 10g　川黄连 10g　山　栀 12g　丹　皮 10g

丹　参 15g　紫　草 10g　血余炭 20g　地榆炭 30g

仙鹤草 30g　龙牡各 30g　枇杷叶 15g　生地炭 20g

甘　草 10g　三剂

6月13日二诊： 大便已正常，咳嗽痰多而黏，舌质红，尖部尤甚，脉小数，上方加川贝母12g，加丹参至20g。三剂。

6月17日三诊： 尚有微咳而已，舌苔㿠白，底质见红，脉较浮紧，少汗出，从麻杏石甘法。

麻　黄 6g　杏　仁 12g　炙甘草 18g　紫　菀 12g

贝　母 10g　二剂

6月24日四诊： 咳已止，心怔忡亦未见，舌近常人，脉小数，方拟宁心为主。

远　志 12g　丹　参 20g　柏子仁 15g　防　风 10g

当　归 12g　三剂

7月2日五诊： 自觉心跳有力但不快，舌质偏红，脉较数，上方加山栀15g，甘草12g，熟酸枣仁20g。三剂。

7月10日六诊： 脉证大致同前，上方加丹参至30g、熟酸枣仁至30g，加丹皮12g，连翘15g。四剂。

医案6

宋某，男，52岁，安徽省全椒县航运公司。

1987年4月5日初诊： 在南京检查为冠心病。有时发病则休克，时来胸中闷损难受，气不能舒。舌苔根部较白稍腻，而尖较红较光。脉数，大便较干，二三日一解，拟方兼顾。

川黄连 8g　山　栀 10g　丹　参 15g　焦二术各 8g
火麻仁 30g　槟　榔 12g　炒枳壳 12g　炒二芽各 12g
二剂

4月16日二诊： 中气不舒而上逆，苔白厚腻，尖部略见红色，脉较浮弱，当温降。

附　片 15g　桂　枝 12g　姜半夏 15g　川厚朴 12g
陈　皮 12g　香　附 15g　炒三仙各 12g　干　姜 10g
广木香 12g　丁　香 8g　三剂

5月19日三诊： 曾往南京检查，一切皆正常。但胸闷不已，舌苔碜少，质较红尖甚，脉较弱，身软无力，当从清化。头昏痛，早起尚佳，下午则不适矣。

枇杷叶 12g　炒枳壳 12g　山　栀 12g　川黄连 8g
郁　金 15g　二剂

5月30日四诊： 上方服后甚佳，停药一周。胸气又不舒，大便干，二日一解，苔碜质偏红，脉较数，仍当清导之。

炒枳壳 12g　郁　金 15g　槟　榔 15g　川厚朴 12g
蒌皮仁各 15g　生　军 10g　甘　草 10g　枇杷叶 15g
元明粉 10g　炒二芽各 15g　　二剂

6月2日五诊： 方后，得大便两次不成形。苔薄脉较弦数，以小柴胡和之。

柴　胡 12g　党　参 10g　姜半夏 12g　块茯苓 15g
炙甘草 6g　川厚朴 12g　炒白芍 12g　牡　蛎 20g

生　姜8g　　二剂

6月4日六诊：胸闷颇减，苔硴白质偏光红，脉较前为平。上方加紫苏梗10g，北沙参20g，炒枳壳10g。三剂。

6月8日七诊：上方后甚佳，自觉胸闷更少，加党参至15g、牡蛎至30g、川厚朴至15g、枳壳至12g。三剂。

二、不寐

医案1

许某，女，46岁，安徽省滁县地区水利局。

1977年3月19日初诊：失眠，早起则头痛，腰及四肢皆酸痛，不利屈伸也，有时皮肤有火辣感，心跳，脉软小。时有紧张感，则汗出矣。大便干稀不定，有时难解，纳不佳。

附　片10g	桂　枝10g	紫　草10g	黄　芩6g
川　连5g	朱茯神21g	炙甘草5g	白　芍12g
柏子仁15g	熟酸枣仁15g	远　志10g	夜交藤30g
龙牡各30g	合欢皮30g	苍耳子12g	川续断12g
丹　皮10g	四剂		

3月27日二诊：上方服后，各症轻减，皮肤及手足心热，苔硴白质偏红，尖多朱点甚明显，从上法增损。脉小，大便已正常，纳佳。

丹　皮10g	丹　参15g	独　活10g	炒牛子10g
薏苡仁24g	紫　草10g	川续断12g	苍耳子12g
夏枯草10g	黄　芩8g	川　连6g	柏子仁15g
炙首乌21g	朱茯神21g	生甘草10g	四剂

医案2

李某，男，江苏省南京浦口区委办公室。

1985年11月11日初诊：1975年开始睡眠不佳，逐渐加剧。今则夜间不能入睡，午间只能休息五分钟，更不能入梦，懒于说话。每日上午十时前则瞌睡沉沉，后则精神微佳，夜间亦以十时后精神振奋也，眼涩，夜间自觉心跳甚如床皆振动也。纳可，大便正常，舌质红，尖部散见小红点，苔根部稍有薄白苔，脉较弱，当以清心为主。头有时作麻，故喜搔头也，皆火热使之然也。

川黄连 12g	山　栀 15g	朱茯神 30g	龙牡各 30g
熟酸枣仁 20g	石决明 30g	夜交藤 30g	桑　叶 15g
黄　芩 10g	甘　草 15g	五剂	

1986年3月2日二诊：上治未能继续，情况大致皆同前。上方加龙胆草12g，枇杷叶15g，珍珠母30g，生地30g，北沙参20g，加黄芩至12g。七剂。

3月12日三诊：工作忙，思虑多，仍不能得好睡也，教以数息法，所以安心也。舌上仍多朱点，脉细数微浮，近日有外感也，故鼻塞。上方去生地、北沙参、龙牡，加荆芥10g，薄荷10g，磁石40g，珍珠母30g，加夜交藤至40g、熟酸枣仁至30g。七剂。

三、眩晕

医案1

李某，男，安徽省全椒县二郎修配厂。

1977年初诊：（具体时间缺）患者月余前咯血一次，今觉左胸闷痛，头昏重，全身困重，汗多，小便黄，大便正常，便时溏，脉数，苔硗，质偏红，尖有红点，饮食尚可。据其舌偏红，苔硗，脉数而不浮，面红断为热象，以前咯血亦为热所致，身软亦是热为患。犹如火足使铁软，见凉则变硬矣。

丹　参 12g　　胡黄连 10g　　牡　蛎 30g　　珍珠母 30g

夏枯草 21g　　枇杷叶 12g　　仙鹤草 30g　　生甘草 10g

黄　芩 10g　　茯　苓 15g　　二剂

医案2

王某，女，23岁，安徽省全椒县袁家湾。

1972年7月25日初诊：头昏、痛、晕皆有之，左目赤，内眦与黑暗之界处有红翳，比芝麻略大，且高起，大便稀，一日四五次，舌绛少苔，有朱点，脉软小，汗特多，从清化为治。

胡黄连 6g　　黄　芩 8g　　夏枯草 10g　　蝉　衣 10g

刺蒺藜 10g　　木　贼 10g　　龙胆草 10g　　甘　草 10g

块茯苓 12g　　二剂

7月31日二诊：头痛、头昏悉除，大便已正常，红翳消去十分之七，白睛上红亦退，再续上方，加紫草10g，加蒺藜至13g、黄芩至10g。三剂。

医案3

李某，男，42岁，安徽省全椒县十字公社十字大队韦庄小队。

1973年6月1日初诊：头晕、头痛已数年，近两周病情加重，耳鸣亦剧，多梦，五更自汗，腰部亦微微酸痛，纳尚可，今苔白较甚，舌尖端红较深，脉软小，当以温潜为主。

附　片12g	土龙骨60g	牡　蛎30g	苍耳子10g
夏枯草10g	丹　皮10g	磁　石30g	茯苓神30g
熟酸枣仁15g	远　志10g	夜交藤30g	合欢皮15g

三剂

6月6日二诊：诸症已去大半，上方加磁石30g，泽泻15g，续服两剂。

6月11日三诊：头痛耳鸣，脉软，苔水白，尖有朱点。

| 龙　齿15g | 牡　蛎30g | 夏枯草10g | 苍耳子10g |
| 块茯苓15g | 泽　泻15g | 附　片10g | 丹　皮10g | 三剂 |

7月16日四诊：已无所苦，但有左耳鸣以致睡眠常受扰也，汗多，苔水白脉浮软。

| 附　片12g | 龙　齿15g | 牡　蛎30g | 苍耳子10g |
| 磁　石60g | 干　姜10g | 白　芍12g | 桂　枝10g | 三剂 |

医案4

臧某，女，48岁，安徽省和县绰庙。

1974年7月5日初诊：头晕，心悸，膀胱中气上逆致下腹疼痛，胸中痛剧，食少，两肩背酸痛，两肋偏后背处疼痛，咳嗽痰少，尚易出，汗多，苔水白质红，脉较弦数，略能饮，便干，隔一二日始解，作黑色。

附　片10g　　桂　枝10g　　块茯苓15g　　薏苡仁24g

柴　胡10g　　牡　蛎30g　　郁　金12g　　木　通10g

炒二芽各12g　火麻仁30g　　枳　壳10g　　元明粉12g

三剂

7月15日二诊：症状全面向愈，胸中痛甚微，心稍悸，大便正常，食已增。加胡黄连5g，白芍10g，远志10g，熟酸枣仁15g，柏子仁15g。三剂。

医案5

吴某，女，45岁，安徽省滁县汽车大修厂。

1974年7月28日初诊：头昏、晕，心悸，汗多，腰腿酸，食差，面色黄，月经色紫，有小瘀块，苔偏白，尖边有小瘀点，脉较小弱，两耳有时闭气。身微浮，睡眠不沉，腹胀。

块茯苓21g　　附　片10g　　二　芍18g　　焦白术12g

川　芎10g　　夜交藤30g　　合欢皮30g　　红　花10g

丹　皮10g　　桃　仁10g　　桂　枝10g　　干　姜5g

苍耳子10g　　川续断12g　　当　归12g　　三剂

8月1日二诊：头昏减，睡眠亦佳，浮肿轻，食亦较甘，经将净，腹已不胀，汗仍多。予上方，加附片至13g。二剂。

8月6日三诊：腰腿酸均减，头昏仍同前，睡亦佳，苔薄白尖红，脉小。

附　片10g　　青龙齿15g　　牡　蛎30g　　磁　石30g

夏枯草10g　　块茯苓15g　　苍耳子10g　　黄　芩6g

川续断12g　　丹　皮6g　　防　风10g　　三剂

医案6

何某，女，46岁，83219部队。

1977年7月11日初诊：患者有美尼尔氏综合征（现梅尼埃病）病史，1976年腊月服方十几剂即愈，近日因工作过分劳累又稍发，不如从前之剧也。苔薄白，质偏红，脉软汗多，肢麻，余则头昏晕、欲睡等症状也。多梦腰酸甚，血压最高达168/88mmHg。

附　片12g　　桂　枝10g　　青龙齿30g　　牡　蛎60g

炒白芍12g　　当　归12g　　姜半夏10g　　茯　神30g

夜交藤30g　　合欢皮30g　　磁　石60g　　干　姜6g

远　志10g　　丹　皮10g　　五剂

9月7日二诊：上治已全愈，但血压仍高，为170/90mmHg，睡眠不佳，腹部有时痛，痛则腹泻，近已好转。苔偏水白，脉弱，汗较多，身麻，大便次数多，较稀。

附　片15g　　桂　枝10g　　青龙齿30g　　牡　蛎30g

炒白芍12g　　姜半夏10g　　茯　神24g　　夜交藤30g

合欢皮30g　　磁　石30g　　干　姜6g　　远　志12g

焦白术12g　　柏子仁15g　　五剂

医案7

聂某，男，51岁，安徽省全椒县黄栗树公社大山林场。

1977年8月17日初诊：自幼年发麻疹后即有头晕，头上作木麻，如有物黏着，今已四十余年矣。周身关节酸痛亦三四十年。汗多，下肢无温，腰酸，有时失眠，心悸，胃泛欲呕，苔白脉软。

附　片15g	姜半夏12g	桂　枝12g	威灵仙12g
桑寄生15g	陈　皮10g	当　归12g	川　芎12g
鸡血藤30g	远　志10g	炒白芍12g	焦白术12g
夜交藤30g	干　姜10g	龙牡各30g	五剂

8月25日二诊：头上木麻感已除，腰酸亦减，苔水白，两边微微有瘀色，脉浮软，汗多，上方加细辛6g，炙首乌15g，蜈蚣4.5g，川续断12g，防风10g，麻黄10g，苍术12g，制二乌各6g，去附片。五剂。

医案8

齐某，男，28岁，安徽省全椒县水泥厂。

1977年9月6日初诊：昨日头及左胸受打击伤，头胀晕，有时不知所以，膝关节酸痛已七年，初因着凉水而起，汗多，苔白中灰，脉软。

附　片12g	焦白术12g	炒白芍12g	龙牡各30g
土鳖虫10g	珍珠母30g	干　姜6g	姜半夏12g
陈　皮10g	红　花15g	块茯苓15g	薏苡仁30g
泽　泻15g	威灵仙10g	茯　神15g	四剂

9月12日二诊：症皆愈参半，苔白腻而少，上方加苍耳子12g，牛膝15g，丹皮10g，桑寄生15g，干地龙12g。四剂。

医案9

何某，女，45岁，安徽省滁县银行。

1977年3月28日初诊：患者诉今年元旦起床时即感头晕，不能活动，动则晕甚呕吐，遂卧床休息，久治不愈。近日头晕呕吐复发，耳鸣心悸，身麻怯寒，汗出齐颈。食不甘，腹痛，便稀日二三行，有压迫状，食冷则更甚。手心热，下肢欠温，脉软弱苔偏白，温脾潜镇为主。

附　片12g	桂　枝10g	茯　神21g	姜半夏10g
陈　皮6g	焦山楂10g	干　姜10g	焦白术12g
泽　泻15g	龙牡各30g	磁　石30g	炒白芍12g
川黄连5g	姜厚朴10g	炙甘草6g	焦神曲10g　四剂

5月9日二诊：上方服后效果显著，故自行加服数剂，大便亦好转，较前成形。但心仍悸，腰酸睡眠欠佳。脉较洪大鼓指，右侧为甚，苔少质偏红，再从前方出入。

朱茯神21g	远　志10g	柏子仁21g	丹　参15g
夏枯草12g	黄　芩6g	川黄连5g	生龙牡各30g
泽　泻15g	薏苡仁24g	夜交藤30g	焦山楂12g
怀牛膝15g	牡丹皮10g	五剂	

7月11日三诊：药后病愈，近日过于劳作又有欲发之状。多梦多汗，肢麻腰甚酸，血压168/88mmHg，脉软，苔薄白质偏红，仍从前法出入。

附　片12g　桂　枝10g　青龙齿30g　牡　蛎60g

炒白芍12g　当　归12g　姜半夏10g　茯　神30g

夜交藤30g　合欢皮30g　干　姜6g　磁　石60g

远　志10g　牡丹皮10g　五剂

9月7日四诊：病已基本告愈，但血压仍高，近日睡眠不佳，汗较多，身麻，腹部有时疼痛，剧则拉稀便，次数较多，脉弱，苔偏水白。

附　片15g　桂　枝10g　青龙齿30g　牡　蛎30g

炒白芍12g　姜半夏10g　茯　神24g　夜交藤30g

合欢皮30g　磁　石30g　干　姜6g　远　志12g

焦白术12g　柏子仁15g　五剂

四、头痛

医案 1

刘某，男，22岁，安徽省全椒县曙光公社。

初诊（资料不全）：患者去年四月间跌伤，诊断为脑震荡。刻下仍感头晕、头痛，记忆力减退，饮食不香，大便正常，脉濡细数，心悸乏力，舌苔白腻，且近来自汗出，舌质偏红光，根际稍有薄白苔，脉较浮数。夜晚若不早睡则头晕昏然，体重渐轻，睡熟则不知醒。

桂　枝10g　白　芍12g　桑　叶10g　钩　藤12g

藁　本6g　牡　蛎30g　珍珠母30g　夏枯草12g

块茯苓15g　炒枳壳10g　二剂

12月19日二诊：上方服后头脑昏痛已去十之七八，睡眠时如有响动则可醒矣。根苔更少，予上方去桂枝，加黄芩5g。二剂。

12月24日三诊：头晕痛更减，仅早起稍有之耳，脉有数意，舌偏光红。再服三剂，可痊愈矣。

夏枯草 10g 酒黄芩 6g 桑　叶 10g 钩　藤 12g

珍珠母 30g 牡　蛎 30g 三剂

医案 2

张某，女，60 岁，安徽省全椒县石沛街道。

1973年6月26日初诊：患者头痛已二十年矣，失眠心悸，喘满不已，汗多，不及下肢，纳食无味，粒米难入，已数日矣。大便数日一解，干结如栗，苔水白质略偏红，脉软。

附　片 12g 桂　枝 10g 茯　神 30g 泽　泻 15g

龙　齿 15g 牡　蛎 30g 法半夏 10g 陈　皮 10g

生大黄 8g 炒三仙各 10g 合欢皮 15g 火麻仁 30g

柏子仁 30g 熟酸枣仁 15g 白　芍 12g 干　姜 6g

茯　苓 30g 二剂

6月29日二诊：上方服后喘止，已能进食一小碗，下肢有汗，大便转稀，各症均减轻。白苔大去，舌质显红，予上方去火麻仁，减附片至6g、生军至6g，加夏枯草10g，再服二剂。

医案 3

沈某，男，25 岁，安徽省全椒县南屏公社花园大队白衣小队。

1973年10月11日初诊：患者诉头痛，失眠，头部有时振动，食少心悸，脉浮软，舌苔白，尖有红点。

附　片10g　桂　枝10g　朱茯神21g　柏子仁27g

远　志12g　夜交藤30g　熟酸枣仁15g　生龙牡各30g

磁　石30g　干　姜6g　法半夏10g　猪　苓15g

块茯苓15g　二剂

10月17日二诊：各病皆愈，食纳如常，脉平。

医案 4

魏某，女，39岁，安徽省全椒县石沛大队黄泥塘小队。

1975年1月15日初诊：患者去年夏多发肿毒，近两个月来，头痛，失眠，且愈来愈甚，腰腿酸痛，舌偏绛无苔，脉软小、无力，大便二三日一解，质干，微咳。

夏枯草12g　生　军10g　丹　参12g　丹　皮10g

怀牛膝12g　桑　叶12g　枇杷叶12g　炒二芽各12g

元明粉10g　黄　芩8g　甘　草10g　二剂

1月17日二诊：方后解大便三次，已不干，舌偏光红，脉小，再予上方，去元明粉，加胡黄连5g，焦白术12g，贯众12g，减黄芩至5g。三剂。

医案 5

汪某，男，48岁，安徽省全椒县兴云农场。

1975年2月16日初诊：项后疼痛，偏左有一处较硬，不能向左回首，牵引头项作压重感，汗一贯多，面目微浮，自谓肥壮，自去冬始进度特速（实是肿也）。病自去冬开始，近月余来加剧。苔根白，前段偏红，脉浮软，腰酸，十手指中节睡醒后作胀，汗虽多，仅及胸部，颈部为最多。右目内眦有红翳如蝇翅，为时已多年。

附　片12g　炒白芍12g　桂　枝10g　薏苡仁30g

牡　蛎30g　块茯苓21g　丹　皮6g　炒甘草6g

泽　泻15g　四剂

2月21日二诊：症状已轻减，后项仍痛但不及头顶矣，苔脉略同前，目有火辣感，面浮渐消，再予上方，去附片，加川羌活6g，紫草10g，藁本10g，甘草3g，蝉蜕10g。三剂。

2月24日三诊：右目翳轻退，左项痛，时轻时重，腹部有胀感，舌红，脉稍数。

薏苡仁30g　块茯苓21g　川黄连6g　紫　草10g

炒三仙各10g　牡　蛎30g　珍珠母30g　桂　枝10g

葛　根10g　黄　芩6g　蝉　蜕10g　石决明30g（缺）

三剂

2月27日四诊：昨今痛微，转动时仍疼痛，平时甚微，再予上方，加川羌活10g，防风10g，僵蚕12g，当归10g。三剂。

3月1日五诊：昨日剧痛一次，今左大股外侧肿一块，如盏口大，有压痛，苔少质红，脉小，左脉较强。

连　翘12g　薏苡仁30g　夏枯草12g　丹　皮10g

金银花24g　川牛膝12g　蜈　蚣2条　炮山甲6g

紫　草10g　僵　蚕12g　三剂

医案 6

陈某，女，29 岁，安徽省全椒县周岗街道。

1977年6月4日初诊： 头痛已十几年，从额起直至后脑，手不能触，感觉皮肤皆痛也。经期尚较准，但腹痛甚，而头痛亦加剧。苔薄白，尖边多瘀点，作乌紫色，脉浮软，汗一般，食纳亦可，手心较热，便干。

当　归 10g	川　芎 10g	红　花 12g	桃　仁 12g
二活各 6g	二芍各 10g	元　胡 12g	炙香附 10g
细　辛 6g	苍耳子 12g	生　军 12g	土鳖虫 10g
怀牛膝 15g	三剂		

医案 7

钟某，男，31 岁，江苏省六合县建筑公司。

1979年8月13日初诊： 脑后头部跌伤已六年，伤口缝合处经常刺痛，整个脑后部亦痛，腰尾椎处亦受伤疼痛，天雨则发剧，苔薄白，脉较浮数，汗一般，有时面肿。

防　风 10g	苍耳子 12g	当　归 12g	川　芎 12g
红　花 12g	桃仁 15g(井)	桑　叶 12g	怀牛膝 15g
川续断 15g	白　芷 10g	独　活 12g	丹　皮 10g
夏枯草 12g	龙牡各 30g	酒黄芩 10g	六剂

五、高血压

医案 1

姜某，男，42 岁，安徽省肥西县农药厂主任。

1975年3月14日初诊：高血压病史，自去年七八月胆固醇升高后致视力开始变差，经常服肌醇片、桑麻丸等药，血压时高时平不稳定。右臂及下肢每日有一两次作麻，为时仅五至十分钟。汗不多，头昏，腰部不适，苔根稍白，前半偏红，脉较软小。

附　片9g	桂　枝6g	夏枯草12g	苍耳子9g
龙牡各60g	磁　石60g	丹　皮9g	怀牛膝12g
元明粉9g	干地龙12g	黄　芩6g	地骨皮12g
石决明30g	珍珠母30g	二剂	

3月16日二诊：情况尚佳，每日大便两次，脉较数，予上方，加黄芩至9g，加冬桑叶12g，蜈蚣2条，桑寄生15g，防风己各9g，丹参12g。三剂。

医案2

张某，男，43岁，南京汽车制造厂。

1975年12月13日初诊：高血压病史，血压波动在140～170/90～100mmHg之间，头昏，舌绛少苔，脉浮软，便溏。

夏枯草12g	黄　芩10g	地骨皮12g	丹　皮10g
石决明30g	珍珠母30g	龙牡各30g	磁　石60g
桑　叶10g	川黄连5g	十剂	

医案3

丁某，男，56岁，83219部队政委。

1977年6月2日初诊：高血压已十余年，常头晕，血压138/96mmHg。下肢酸软无力，食纳较可，大便时干，小溺时有微黄，体胖，头汗出，烦躁，多梦，苔较黄、微腻，寸脉小弱如无，关脉稍弦劲，较沉，虚阳上浮为病，当从清纳之法。

青龙齿30g　牡　蛎60g　磁　石60g　薏苡仁30g

木　通30g　泽　泻15g　苍耳子12g　夏枯草15g

茯　神21g　柏子仁15g　熟酸枣仁15g　怀牛膝12g

炒白芍12g　炒二芽各12g　炒枳壳10g　附　片10g

焦山楂15g　八剂

6月10日二诊：大便已不干，溺有时仍微黄，血压仍如初，头汗较少，苔较水白，脉较软。予上方加附片至16g，加桂枝10g，炙甘草6g。五剂。

6月17日三诊：血压稳定，下肢渐温，睡眠亦渐佳，再予上方加地骨皮15g，大便有时较稀，加黄芩8g，减附片至12g，去桂枝。十剂。

7月20日四诊：血压正常且稳定，唯在开会或考虑问题时，头部稍有不适感，顷刻立过。汗较易出，苔偏水白，尖质略红，脉较软小，再宗上法，睡眠不沉。

附　片12g　桂　枝8g　青龙齿30g　牡　蛎30g

焦山楂15g　首　乌15g　炒白芍12g　苍耳子12g

黄　芪15g　石决明24g　珍珠母30g　焦白术12g

茯　神21g　柏子仁15g　熟酸枣仁15g夜交藤30g

合欢皮30g　十剂

五诊：头晕减，睡眠、饮食均可。苔磣，质正常，脉较软，再予上方加党参12g，加柏子仁至24g，减桂枝至5g。十剂。

医案4

郑某，男，48岁，安徽省全椒县党校。

1987年5月7日初诊：高血压已十余年，伴发冠心病，血脂高于正常值，左眼近于失明。近日服化瘀药以致大量出血，虽经用止血诸药但仍有时出血也。左头面部及手足皆有麻木状，右边则可，此将发半身不遂也，且箭在弦上随时可发。苔少，舌质偏红尖甚，脉数，法宜清也。

黄　芩 12g	山　栀 15g	丹　参 20g	茜　草 30g
仙鹤草 30g	地榆炭 30g	血余炭 20g	地骨皮 20g
枇杷叶 15g	丝瓜络 30g	石　斛 30g	石决明 30g
甘　草 15g	三剂		

5月14日二诊：方后身痛已，而精神体力悉增，脉浮数，鼻衄，血自右鼻孔下流，左鼻孔道牵及左眉，曾被诊断为左鼻孔道弯曲也。予上方加辛夷12g，薄荷12g，炒牛子12g，生地炭20g。四剂。

六、癫狂

医案1

刘某，男，31岁，安徽省全椒县南屏公社花园大队高王小队。

1972年11月17日初诊：发狂叫骂胡言，时发时止，病迄两年，即使不发病，精神亦甚呆钝。曾在南京某精神病院治疗，久服氯丙嗪等药物未见有效。目前该病又作其症如前，不能安眠，咳嗽，食少，脉弦数，二三至间每有一停，此促脉也，苔较薄腻，拟安神定志之法。

朱茯神30g　花龙骨30g　牡　蛎30g　远　志15g

柏子仁15g　熟酸枣仁15g　法　夏10g　块茯苓30g

磁石60g　三剂

附记：该方首剂加附片12g、生军12g，第二三剂不加。

11月21日二诊： 方后得便一次，量甚多，神志已近常人，睡眠亦甚稳定，咳大减，苔腻大去但仍白。上方加附片10g，合欢皮15g，火麻仁30g，制厚朴10g，枳壳10g。三剂。

11月25日三诊： 精神如常，觉腹中作满，上方加大腹皮10g，干姜10g，陈皮10g，白术12g，白芍12g。三剂。

11月29日四诊： 精神大佳，腹满亦除，再宗上方。

附　片10g　桂　枝10g　花龙骨30g　牡　蛎30g

朱茯神30g　远　志12g　柏子仁21g　陈　皮21g

炒三仙各10g　制厚朴10g　法半夏10g　夜交藤30g

合欢皮21g　焦白术12g　五剂

医案2

范某，女，6424部队干部家属。

1975年5月16日初诊： 有精神失常病史。时哭泣，多恶梦，下肢欠温，酸软无力，耳鸣。胃脘部有时脘嘈，时吐血，大便多作黑色且干结，二三日一解。苔㿠白，舌质偏红，脉沉细软小，汗易出。背部时痛，曾行输卵管结扎，腹部时痛，心时跳动或慌，有时烦躁失眠，拟方兼顾。

附　片10g　白　芍10g　茯　神24g　生　军10g
柏子仁15g　桂　枝10g　合欢皮24g　夜交藤24g
龙牡各30g　防　风8g　火麻仁30g　川黄连5g
元明粉10g　甘草6g　泽　泻15g　木　通10g
仙鹤草30g　一剂

5月17日二诊：服昨方后，大便先干后稀，所下甚多。舌偏绛，苔碎小，脉小。予上方出入。

枇杷叶10g　合欢皮30g　夜交藤30g　龙　齿30g
牡　蛎30g　丹　皮6g　块茯神21g　泽　泻15g
柏子仁15g　川黄连3g　甘　草10g　附　片10g
丹　参12g　陈　皮10g　党　参12g　远　志10g　二剂

5月19日三诊：舌质偏红，脉小。予上方加薏苡仁30g，茯神用朱砂染，去陈皮、党参、附片、远志，加霜桑叶12g，熟酸枣仁15g，黄芩6g，太子参15g。十剂。

七、痫病

医案1

何某，女，52岁，安徽省全椒县林管站。

1975年11月20日初诊：发病时抽搐已数十年，人事不知，约一时许始醒，急躁烦恼则发，已数年未发。近因发热数天，病又发作，发后右侧尚有余抽，不能食，纳甚少，大便少，右脉较小数，左脉小且平，舌苔碎少，质偏红，尖有少朱点，头昏腰痛，今日咳嗽无痰，嗳气，眠差多梦。

丹　皮 10g	枇杷叶 10g	豨莶草 15g	大　贝 10g
甘　草 10g	防　风 10g	钩　藤 12g	桑　枝 24g
川牛膝 12g	川黄连 3g	炒枳实 6g	生　军 6g
炒三仙各 10g		三剂	

医案2

朱某，男，27岁，安徽省滁县卫校。

1977年4月28日初诊：癫病病史，自1972年春天得之，时发痫，发则汗大出，心如火烧，神智不清，发多在夜间，白日则甚少。今年4月6日，由某医师诊治后前后予十六剂（处方如下：生山药30g，山萸肉12g，珍珠母30g，灵磁石30g，蜈蚣4条，远志6g，北五味6g，生龙牡各20g，土龙齿20g，茯神12g，丹皮6g，干地龙15g，石菖蒲6g）。现病发已少，但两下肢偶有抽动，可引至腰臀部以及背部。头昏胀如被击状，胸闷作烧，胁肋挑痛，腹中如有水作响，经常心如盐渍，大便干少，常遗精，小腹时痛，苔偏白，质略偏红，脉软。

附　片 10g	干　姜 8g	姜半夏 12g	火麻仁 30g
姜厚朴 10g	柏子仁 15g	炙甘草 6g	龙牡各 30g
炒枳壳 10g	石菖蒲 10g	珍珠母 30g	茯　神 21g
远　志 12g	生　军 10g	元明粉 20g	二剂

5月21日二诊：咽中如有所阻，二目如有水状且难睁，大便已稀软，有时一日五次，作红黑色有泡沫。予上方加川黄连6g，山栀10g，石决明30g，草决明30g，炒二芽各12g，射干

10g，川贝母10g。五剂。

5月28日三诊： 小腹痛以及腹中水声皆除，胸中微热，热则仍有汗出，苔䁈，质偏红，脉软，本月21日曾发病一次，至今未再发，当继续服药。

石菖蒲 10g	郁　金 12g	怀牛膝 21g	生　军 12g
附　片 12g	桑　叶 12g	夏枯草 12g	苍耳子 12g
木　通 12g	茯　神 24g	炒二芽各 15g	石决明 30g
焦山楂 15g	龙牡各 60g	代赭石 30g	柏子仁 15g
珍珠母 30g	磁　石 60g	炒枳壳 10g	五剂

医案3

余某，男，58岁，安徽省全椒县黄栗树大山林场。

1977年8月18日初诊： 痫病病史二十余年，每月发病少则二三次，多则可十几次，发时人事不知，口吐痰沫，十分钟左右即可解，有汗。苔偏水白且腻，质红脉浮弦数，平时汗可，病发则二三日皆食少，大小便正常。

桂　枝 10g	附　片 10g	青龙齿 24g	牡　蛎 30g
姜半夏 12g	川厚朴 12g	生　军 10g	干　姜 10g
木　通 12g	三仙各 12g	四剂	

八、郁证

医案1

董某，女，32岁，安徽省全椒县前进二路后街。

1975年2月17日初诊： 腊月十几时，因见其爱人将病有欲发急，即周身汗出，近日来失眠，头昏痛，但欲哭，有时心欲有言，而言出非是。苔较水白，尖端略有细小红点，食少，故大便亦少，但每日解也，不知饥，脉浮软。

附　片10g　桂　枝10g　朱茯神30g　川黄连3g

牡　蛎30g　夜交藤30g　合欢皮30g　珍珠母30g

青龙齿21g　磁　石30g　炒白芍12g　甘　草10g

防　风10g　四剂

医案2

尚某，女，40岁，安徽省全椒县石溪公社新华大队。

1975年4月7日初诊：咽中如有物阻碍，胸中如有物左右流动可至两肋，睡眠不佳，头昏，纳食少食，则汗出，五更前后脘嘈难过，下肢软，脉小弱苔白。

陈　皮10g　附　片10g　桂　枝10g　薤　白12g

甘　松6g　法半夏10g　炒白芍10g　块茯苓15g

泽　泻12g　夜交藤24g　合欢皮24g　紫苏梗10g

厚　朴10g　制香附10g　干　姜6g　三剂

4月11日二诊：症状减轻，胸中宽，不觉有物窜动，能熟睡，脘嘈尚稍有之，上方加川黄连5g。三剂。

4月14日三诊：脘嘈必到五更才有之，少腹部跳动者乃动气也，上方去甘松，减川黄连2g，加白芍3g、薏苡仁30g。三剂。

4月17日四诊：症状基本消失，头较昏，便较干，脉小，苔少，舌质偏红，略有小朱点。

黄　芩8g　胡　连6g　薏苡仁30g　块茯苓15g

127

炒二芽各 12g　夏枯草 12g　桑　叶 10g　四剂

医案 3

乔某，男，21岁，南京某医院麻醉师。

1975年6月11日初诊：半个月来精神失常，多兴奋不能入睡，大便四日未解，苔白浮黄，脉较小数，人瘦，当先下之。

生　军 9g　　火麻仁 30g　　附　片 9g　　桂　枝 9g
柏子仁 30g　　郁李仁 15g　　元明粉 9g　　炙姜半夏 9g
朱茯神 30g　　木　通 9g　　合欢皮 30g　　炒楂䅟各 9g
炒二芽各 12g　枳　壳 9g　　干　姜 6g　　三剂

嘱：第一剂后，如大便甚多，第二剂，即减去元明粉。

医案 4

王某，女，25岁，安徽省全椒县南屏花园大队东庄小队。

1986年12月24日初诊：两年前因未婚而孕，心羞之而闷，遂得精神分裂症，曾用镇定类西药治之。婚后生一女，十日后七窍流血而夭，后月经遂不正常。去年冬月又孕，五六个月时因大出血而流产，妇科医生谓孕三月时胎儿即死于腹中矣，并言明后不能再孕。舌质偏红，少苔，舌尖有细小朱点，二便正常，纳渐少，人渐瘦损。睡多身软无力，皆热之为病也。当清热凉血诸证自已，多睡，不干渴，头昏、痛、晕。

黄芩连各 8g　丹　皮 10g　　紫　草 12g　　枇杷叶 12g
生　地 30g　龙牡各 30g　　茺蔚子 20g　　白　芍 18g
北沙参 18g　桑　叶 15g　　甘　草 12g　　夏枯草 15g

焦山楂 15g　麦　芽 15g　二剂

12月27日二诊： 服后头昏头晕、头颇减，但鼻塞，纳仍差也，胸闷。苔偏白，舌尖有小朱点，脉较浮，上法出入，当兼顾外感。平素贪凉，嘱其厚衣服。

辛　夷 15g　防　风 12g　焦白术 15g　当　归 12g

川　芎 12g　炙甘草 10g　黄芩连各 6g　川　羌 10g

焦山楂 15g　丹　皮 10g　陈　皮 12g　川厚朴 12g

生　姜 6g　三剂

12月31日三诊： 鼻塞较通，小腹痛（为经期第三日），白苔已除，舌质红，舌尖有红点也，脉较数微浮，仍从清调。

柴　胡 8g　黄　芩 8g　丹　皮 8g　山　栀 12g

川黄连 5g　生　地 15g　荆　芥 8g　防　风 8g

甘　草 10g　赤白芍各 10g　郁　金 12g　桃　仁 12g　三剂

1987年1月4日四诊： 经已净，左肋下脾区痛，前几次皆未述及，盖未来我处前几日即开始跳痛，今尚有之。舌质偏红，有硗黄苔，脉弱数，身软无力，仍壮火为病也，上法增损。

赤白芍各 15g 甘　草 12g　丹　皮 12g　丹　参 18g

黄　芩 10g　山　栀 12g　金银花 20g　紫　草 12g　三剂

1月7日五诊： 情况同前，脾区跳痛未减，上法再简炼之。

连　翘 15g　金银花 25g　石　斛 25g　甘　草 15g

丹　皮 15g　芩连各 10g　山　栀 15g　制乳没各 10g

二剂

2月7日六诊： 月经四十余日未潮，脾区痛已极少，偶发作刺痛。上方去乳没，加紫草 12g，石斛增至 30g。三剂。

3月25日七诊：三个月经未潮，是已孕也，不欲食，皆欲呕，经常呕吐水液，或黏液或色如黄胆，舌质偏光红，脉较数，当清化之以保胎元。

枇杷叶 12g　竹　茹 15g　生　地 20g　炒白芍 15g

丹　皮 10g　甘　草 15g　炒枳壳 8g　　三剂

4月28日八诊：近日脘嘈泛，大便干稀不匀。舌质红，少苔，舌尖有小朱点，脉数热也，当清之。

川黄连 10g　山　栀 12g　丹　皮 8g　枇杷叶 12g

甘　草 10g　黄　芩 12g　云茯苓 15g　四剂

医案5

万某，女，39岁，教师。

1989年4月7日初诊：去年因评级问题受刺激，以致终日涕泪不止，精神不佳，至今仍常涕泪自下，经来延期，来时腰腹皆痛，饮食尚可，唯大便干结如羊矢。两目曾一度失明，今尚可，面部有黑斑，先自两目下，今且上唇两边皆有之，当从思想先自解放，一切皆乐观。舌质红，两边有瘀斑，色皆深紫黑也，脉较涩，法当通理气血为主，然非一蹴而就也。

当　归 15g　杏桃仁各 20g　怀牛膝 30g　　郁　金 20g

川　芎 12g　黄　芩 10g　桑　叶 15g　　木　通 20g

火麻仁 30g　炒枳壳 12g　炒二芽各 15g　泽　泻 20g

甘　草 10g　柴　胡 12g　牡　蛎 30g　　二剂

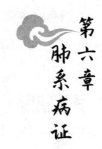

一、感冒、发热

医案 1

陆某，女，25岁，安徽省全椒县南屏公社老观陈大队鲁庄小队。

1974年4月25日初诊：两日来恶寒、发热、头晕、周身疼，腰腿酸痛，四五日未大便，苔薄白，质红多朱点，脉浮小数。

柴 胡 10g	二 活 15g	防 风 10g	黄 芩 8g
青 蒿 10g	荆 芥 10g	云茯苓 12g	甘 草 10g
炒二芽各 12g	枳 壳 10g	元明粉 10g	姜 3 片　二剂

医案 2

朱某，男，28岁，安徽省全椒县赤镇曹铺。

1977年8月31日初诊：发热十余日，住院治疗仍不退，头昏痛，脘阻胀，不欲食，大便干结，昨解少许，腰一贯酸痛，汗多，苔根白腻，尖绛亦甚，脉浮大数。

附 片 10g	炒三仙各 12g	川厚朴 10g	生 军 12g
炒白芍 12g	炒甘草 10g	木 通 10g	二剂

服药时备稀米汤二碗，服药后服一碗热米汤以助药力，后若泻不止，再服凉米汤即可止之。

医案3

周某，男，38岁，安徽省全椒县人武部。

1975年7月2日初诊：发热二日，大便较稀，食后脘腹胀疼，有汗，头昏，苔白，舌中裂纹较深，脉较浮。

桂　枝 10g	柴　胡 10g	青　蒿 10g	黄　芩 6g
姜半夏 10g	块茯苓 15g	泽　泻 15g	甘　草 10g
炒楂粬各 10g	党　参 10g	陈　皮 6g	防　风 10g　二剂

医案4

李某，男。

1977年6月7日初诊：每年梅雨天易发病，食不苏。今年5月纳差，恶风多汗，苔白厚腻。

附　片 12g	桂　枝 12g	炒白芍 12g	焦二术 12g
干　姜 10g	连蔻仁 10g（连壳杵）		白　芷 10g　三剂

药服后当不再恶风，但其他症状减轻不显。因所服药量略轻，防其不服也，准备以后再加量，因无蔻仁，后改用吴萸10g。

医案5

葛某，男，24岁，安徽省马鞍山化工学院教师之子。

1987年3月21日初诊：早年头部右侧被击伤，其父以扇子日夜扇之，以后即畏风至今。胃中时作翻，食纳较平人稍减。面色较白，时而鼻衄，周身有怯寒感，下肢易汗并作痒，两手夏热冬寒皆易脱皮，脘中时有痛感如针刺。二便可，溺黄。舌苔薄白，质略偏光红，尖之两侧稍见瘀色，血常规：血红蛋白11g/dL，白细胞4100/mm³，血小板87000/mm³，中性粒细胞56%，淋巴细胞44%，脉弦大微数。拟方兼顾。

防　风 12g	当　归 10g	桃　仁 12g	桑寄生 30g
沙苑蒺藜 12g	槟　榔 12g	旋覆花 12g	代赭石 20g
龙牡各 20g	甘　草 8g	山　栀 12g	黄芩连各 8g
地肤子 12g	薏苡仁 30g	云茯苓 20g	枇杷叶 12g

二剂

医案6

蒋某，男，15岁，安徽省全椒县襄河镇。

1987年7月1日初诊：半个月前感冒，鼻塞、不咳、头痛、头昏，输盐水后见好。食鱼肉面食等物而呕吐，昨前尚呕出食物也。大便少解，头已不昏，而项背不适，无汗，胸肋苦满。虽无寒热往来，亦当做少阳治也，略佐太阳之药。苔薄白，脉较浮弦。

柴　胡 10g	葛　根 15g	焦山楂 15g	炒二芽各 15g
姜半夏 12g	炒枳壳 12g	藿　香 12g	广木香 10g
代赭石 20g	川厚朴 12g	生　姜 10g	木　通 12g　一剂

7月2日二诊：昨方第一煎服后尚佳，第二煎水量太多以致又呕吐。汗出，胸闷减，今早食面条少许。舌苔薄白，尖红，

有微微嘈泛。上方去葛根，加山栀10g，薏苡仁20g，大便欲解未下。减木香至6g，加牡蛎20g。一剂。

7月3日三诊：情况更佳，今早呕水少许。舌苔薄，质略红，脉较数，手心热，迄未大便，欲解未下也，上法化裁。

旋覆花12g　代赭石20g　炒二芽各15g　炒莱菔子12g

焦山楂12g　姜半夏15g　陈　皮12g　元明粉12g

炙甘草8g　一剂

医案7

邢某，女，72岁，安徽省全椒县三合公社三合大队。

1987年8月24日初诊：不适已多日，头昏、头痛，腰背酸痛，汗较多，怯风。虽畏肉类及油脂，然仍未断荤肉，食后则噫气，大便二日未解矣。腹胀满，胸闷，舌苔根部白腻，中及左半前端作红色，脉浮微数。表解为主，佐以消导。

桂　枝15g　细　辛10g　姜半夏15g　陈　皮15g

川厚朴15g　炒枳壳15g　大腹皮18g　焦山楂15g

炒二芽各15g　炒白芍15g　柴　胡12g　生　姜10g

元明粉12g　二剂

8月26日二诊：上方后，各症大减，苔仍偏白根腻，噫气已极少，上方去元明粉，加党参12g，云茯苓20g，白术20g。二剂。

医案8

王某，男，54岁，安徽省全椒县小集乡政府。

1987年12月28日初诊：背部酸困，有恶寒状，每午睡即有之且明显。饮冷则胃中觉凉，饮食睡眠均较可，有时有汗，苔薄白，质略见红，脉较浮弱，当温解其表。

桂　枝 10g　川　羌 10g　葛　根 12g　防　风 10g

炒白芍 12g　炙甘草 8g　川黄连 6g　黄　芩 8g　二剂

二、咳嗽、咳喘

医案 1

封某，女，42 岁，安徽省全椒县黄庵公社高庙大队老陈小队。

1973年9月20日初诊：夜晚咳嗽为甚，呕吐痰水，外出则怯风寒，纳少、心慌已八个月。有高血压病史，头昏甚，咳则胸中痛，人软甚。苔白，尖质微红，脉较浮软数，当标本兼治。

桂　枝 10g　附　片 10g　法半夏 10g　姜厚朴 10g

青龙齿 15g　牡　蛎 30g　干　姜 6g　茯苓神各 15g

泽　泻 15g　薤　白 12g　炒白芍 12g　远　志 10g

柏子仁 15g　熟酸枣仁 15g　鸡内金 10g　川黄连 2g　二剂

9月24日二诊：病去大半，胸宽且不痛矣。再予上方加川黄连 0.6g，可愈。三剂。

11月27日三诊：上治已愈，因劳累过甚而又发病。怯寒自汗，清涕多，头昏，咳嗽，咳时胸膺疼痛，周身无力。舌苔白，但在根际及中段，舌尖光红有朱点，脉浮小数，是新邪引发旧疾，标本兼治。

桂　枝 10g　附　片 10g　夏枯草 10g　川黄连 5g

党　参 10g　白　芍 12g　茯神苓各 15g　泽　泻 12g

甘　草 10g　苍耳子 10g　郁　金 12g　牡　蛎 30g

珍珠母 24g　法半夏 10g　干　姜 6g　　二剂

11月30日四诊：上方后食已增，各症大减，胸中稍有闷感。予上方加姜厚朴10g，炒三仙各10g。二剂。

医案 2

滕某，男，67岁，安徽省全椒县白酒公社吴山大队夏庄小队。

1973年10月2日初诊：气管炎，咳喘甚，夜更剧，不能眠，苔水白甚且腻，脉浮数，有汗，稠痰多。

桂　枝 10g　附　片 12g　麻　黄 10g　杏　仁 12g

五味子 10g　川厚朴 10g　干　姜 10g　姜半夏 10g

陈　皮 10g　白　芍 12g　甘　草 6g　　三剂

医案 3

书某，男，62岁，安徽省全椒县城东公社长安大队石头山小队。

1973年10月30日初诊：咳嗽、哮喘，整夜不眠，脉濡小，苔白腻甚，法当温散。

附　片 12g　炒白芍 12g　桂　枝 10g　麻　黄 10g

杏　仁 10g　姜厚朴 10g　陈　皮 10g　法半夏 10g

细　辛 6g　紫　菀 10g　射　干 10g　党　参 10g

炒甘草 6g　干　姜 10g　二剂

11月6日二诊：服方后，当夜喘咳即止，睡眠甚佳，但脘阻不能食，午后更甚，脉小，苔腻减，水白同前。

桂　枝 6g　　附　片 10g　　麻　黄 6g　　法半夏 10g

姜厚朴 10g　炮内金 10g　炒楂曲各 10g　炒吴萸 10g

陈　皮 12g　薤　白 12g　焦白术 12g　　党　参 10g

干　姜 6g　　二剂

医案 4

郁某，男，46 岁，安徽省蒙城大兴公社余点大队后余小队。

1974年12月3日初诊：病已五六年，咳嗽、哮喘，痰多，吐涎，痰中带血，每食热粥或饭后吐水更多，苔硗少，质偏红，脉较数。

枇杷叶 12g　紫　菀 12g　射　干 12g　甘　草 10g

茯　苓 15g　泽　泻 15g　大　贝 12g　黄　芩 10g

仙鹤草 30g　茜　草 15g　竹　茹 12g　一剂

12月4日二诊：痰中无血，亦不吐水矣，上方加麻黄10g，杏仁10g，五味子10g，干姜6g，川厚朴10g（继服一剂）。

12月5日三诊：咳已止，痰稍有之，有时稍吐水，上方减黄芩3g（再服二剂）。

12月7日四诊：诸症基本告愈，有时尚稍吐水，但甚少，再予上方六剂，以求根治。

医案 5

王某，女，39 岁，安徽省全椒县南屏公社老观陈柳庄。

1975年1月24日初诊：咳嗽七年余，秋冬季天凉必发，近四五日来痰中带血，血多痰少，以往所无也。苔两侧薄白甚少，脉小。人软，每在脱衣后必作咳，便稀，食少。

枇杷叶 9g　　炒荆芥 6g　　黄　芩 8g　　仙鹤草 30g

茜　草 15g　　胡黄连 6g　　甘　草 12g　　二冬各 12g

紫　菀 12g　　前　胡 9g　　三剂

1月28日二诊：痰中已不见血，咳亦减，苔水白，舌多裂纹，质淡红，脉小，从上方出入。

麻　黄 9g　　桂　枝 9g　　附　片 6g　　炒白芍 9g

块茯苓 12g　　党　参 9g　　北沙参 9g　　五味子 9g

紫　菀 9g　　仙鹤草 30g　　甘　草 9g　　炙款冬花 9g

细　辛 6g　　生　姜 6g　　三剂

医案6

王某，女，60岁，安徽省全椒县南屏公社张黄小队。

1975年3月12日初诊：气管炎已十余年，经常咳嗽气喘，夏热则较愈，苔花少，舌光较红，尚水润，胃疼亦二十余年，以往轻，今剧也，脘嘈甚，脉较数，便时症状似脾约，大便如猪屎。

火麻仁 30g　　麻　黄 8g　　五味子 9g　　紫　菀 9g

炙款冬花 9g　　旋覆花 12g　　川黄连 5g　　白　芍 12g

郁　金 12g　　党　参 9g　　甘　草 6g　　三剂

余某，女，45岁，安徽省全椒县陈浅百子村。

1977年6月13日初诊：咳嗽半年未愈，痰中尚夹血也，喉中如水鸣声，脉浮软，苔白腻，舌微黄尖质红。咳偏热象，以小青龙汤去干姜、细辛，射干因喘而加。

桂　枝10g　麻　黄8g　白　芍10g　白　术10g

紫　菀12g　枇杷叶10g　茜　草15g　贝　母10g

姜半夏10g　茯　苓12g　牡　蛎21g　滑　石12g

射　干10g　生甘草10g　五味子5g　　三剂

6月17日二诊：咳减，已无血，药后出汗后身快，食已不吐，头时痛，苔硗白，舌尖红有红暗点，脉软小，上方缺贝母、滑石。

桂　枝10g　杏　仁12g　麻　黄12g　生甘草10g

生石膏15g　细　辛10g　茜　草25g　牡　蛎21g

紫　菀10g　干　姜6g　　三剂

9月29日三诊：上治后基本痊愈遂停药，近来又复发，头阵痛，咳嗽有黏沫，时带血丝，若脘嘈，咳嗽则吐，喜饮开水，身时恶寒，稍劳汗出，大便干结难解，小便黄，脉弱数，苔硗质偏红。

枇杷叶10g　竹　茹10g　火麻仁30g　桔　梗10g

生甘草10g　二芽各12g　茜　草10g　生　军6g

黄　连6g　仙鹤草30g　北沙参10g　　四剂

医案8

孙某，女。

1977年7月11日初诊：咳喘甚，有水鸣声，呼吸急，近时曾咳血数天，后用云南白药而止，汗多，苔白脉小。

附　片12g	桂　枝10g	麻　黄10g	细　辛8g
干　姜8g	五味子10g	紫　菀10g	炙甘草6g
射　干10g	炙款冬花10g		二剂

7月13日二诊：去年5月于夜间十点突发哮喘而不能说话，目胀甚，后又发一次，今年又发多次，皆是夜间，并吐血三次，现早起喘甚，服上药后，晚吐半碗痰后未再喘，今早症状大致悉平，微咳，脉小弱，苔白，继上方加党参12g，陈皮10g，姜半夏10g，加麻黄至13g、干姜至11g。二剂。

医案9

毛某，女，28岁，安徽省全椒县荒草圩纸厂。

1987年5月7日初诊：咳嗽已八个月仍不愈，舌苔少，质偏光红，脉小弱，鼻寒，然脉不浮也，作呃有时吐出也。因平时极易感冒，清宣主之。

薄　荷12g	荆　芥10g	炒牛子15g	射　干15g
甘　草12g	蒌皮仁各15g	贝　母15g	姜半夏12g
枇杷叶15g	竹　茹15g	山　栀12g	南北沙参各15g
三剂			

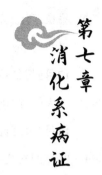

一、脘腹痛

医案 1

张某，女，38 岁，南京汽车制造厂。

1973 年 10 月 6 日初诊：关节炎经治虽大愈但未根除。头疼，腰酸痛，怯寒少汗，心慌体弱，胸闷，便少且干。今脘痛、食少，苔偏水白稍腻，口较干，但不欲饮，脉浮软，当从温解。

附 片 9g	桂 枝 9g	法半夏 9g	川厚朴 9g
蔻 仁 9g	藿 香 9g	细 辛 6g	生 姜 9g
鸡内金 9g	炒三仙各 9g	焦白术 12g	当 归 9g
茯 苓 15g	远 志 9g	炒枳壳 9g	炙香附 9g　三剂

医案 2

李某，男，30 岁，安徽省蒙城县楚村李集李庄。

1974 年 12 月 2 日初诊：胃部不适五年余，时疼痛、嘈杂，呕酸纳差，小腹常作板硬状，热敷则减。多汗，脉小，苔偏白，质较红。

附 片 10g　桂 枝 10g　紫苏梗 10g　炒吴萸 6g

块茯苓 15g　姜半夏 10g　陈　皮 10g　干　姜 8g

川黄连 3g　三剂

12月5日二诊：诸症均减，脉舌大致同前，上方加炒吴萸至9g，加大腹皮10g，砂仁10g。二剂。

12月7日三诊：胃脘甚适，食大增，无所苦。唯两肋时或微痛，此亦旧有之疾。上方加白芍12g，牡蛎24g，青皮12g，去陈皮，再服六剂，以求根治。

医案 3

王某，女，49岁，安徽省全椒县草安郑桥关门刘。

1974年12月3日初诊：胃痛年余，近来加剧，终夜不能入睡，痛则呕水，舌偏红有朱点，脉小弱，大便黑。

川黄连 6g　黄　芩 8g　夏枯草 12g　大　贝 10g

甘　草 10g　枇杷叶 10g　仙鹤草 30g　赤　芍 12g　三剂

12月7日二诊：上方后痛已减少，故亦不呕水，大便转黄色矣，脉仍小，舌红略淡，再予上方，腰疼，加丹皮10g，牛膝12g，泽泻15g。三剂。

医案 4

曹某，男，47岁，83219部队。

1977年6月2日初诊：胃脘不适，有时痛剧，苔灰腻且较厚，脉稍洪而软，少汗，口干喜饮，当以温肾为主。

附　片 15g　桂　枝 12g　焦白术 12g　炒白芍 12g

茯　苓 21g　姜半夏 12g　泽　泻 15g　薤　白 12g

干　姜 10g　防　风 10g　连壳老蔻仁 10g

炙香附 10g　元　胡 12g　七剂

医案 5

刘某，男，38岁，安徽省全椒县陈浅公社百子曹坊。

1977年6月8日初诊：脘痛日二三次（有时也可几日不痛），呕酸，溲黄，脉浮弦，苔白，便正常，当温解之。

附　片 10g　桂　枝 10g　炒白芍 12g　焦二术 12g

薤　白 12g　姜半夏 10g　陈　皮 10g　蔻　仁 6g

香　附 10g　干　姜 6g　三剂

医案 6

尚某，男，44岁，安徽省全椒县水产公司。

1985年11月17日初诊：胃病已有七八年，1983年6月曾大出血。今头昏，每食仅稀粥碗许，胃部疼痛，周身无力，大便稍软，苔白，尖边稍见瘀色。脉浮软。桂附法主之。

附　片 20g　桂　枝 15g　焦白术 18g　炒白芍 18g

当　归 15g　元　胡 20g　炒楂曲各 15g　姜半夏 15g

陈　皮 15g　炒吴萸 12g　生　姜 10g　三剂

医案 7

刘某，男，43岁，江苏省南京大桥四处政治部。

1986年1月28日初诊：胃病已有五六年，时痛，有时睡眠不佳，平时则不适，以致日渐瘦也。有时腰痛，小溺短频。苔偏白，尖部隐见细小红点，脉弱，拟方兼顾。

附　片15g　桂　枝12g　龙牡各30g　炒白芍15g

焦二术各10g　川黄连3g　山　栀6g　滑　石20g

炙甘草10g　党　参15g　干　姜5g　六剂

2月5日二诊：症状减轻，纳尚少，胃中仍有痛感，空腹则更显然，舌苔白稍腻，脉弱小，上方加附片至20g、二术各至15g，干姜至8g，桂枝至15g，党参至20g，去川黄连、山栀子，加陈皮15g，炒三仙各15g，延胡索20g，姜半夏15g。六剂。

医案8

郭某，女，45岁，安徽省全椒县城东公社洋桥大队小侯队。

1973年6月12日初诊：满腹疼痛拒按，痛则呕吐头痛，腰以上有汗，脉软，苔少舌红，当利导之。

生　军6g　元明粉10g（分冲）　　　　白　芍12g

夏枯草10g　甘　草10g　二剂

6月16日二诊：服第一剂得便六次，服第二剂得便五次，腹痛、头痛、呕吐诸症顿失，腰痛，白带素多，脉软小，舌质偏红中稍光，拟消补并治之法。

白　术12g　太子参12g　炒二芽各10g　丹　皮10g

丹　参12g　贯　众12g　苦　参12g　三剂

医案9

曹某，男，安徽省全椒县南屏中学。

1974年5月12日初诊：右上腹痛作放射式，有时彻背，自汗，有低热，关节酸痛，口干喜饮，欲食冷物，头昏痛，手麻，苔水白，脉软小。

附　片12g　桂　枝10g　焦白术12g　苍耳子12g

陈　皮10g　当　归10g　元　胡10g　干　姜6g　二剂

5月14日二诊：症状全面轻减，口已不干，亦不欲冷食。汗已少，手已不麻。又发阑尾炎，腹部疼痛，仍予上方，加当归3g，冬瓜仁21g，红花12g，白芍12g，加元胡至13g。三剂。

医案 10

李某，男，63岁，安徽省全椒县马厂大队徐窑小队。

1975年1月5日初诊：脘腹疼痛，偏于右侧如有物窜动，苔白腻，脉较浮数，当温下之。

桂　枝10g　附　片10g　藿　香10g　生　军6g

炒甘草6g　陈　皮12g　炒白芍12g　姜半夏10g

川厚朴10g　炒三仙各10g　干　姜6g

元明粉10g (另包分冲)　　　二剂

1月8日二诊：前日服第一剂大便两次，昨服第二剂下五次，脘痛颇减矣，苔仍白腻，脉仍浮数，再予上方加附片至13g、桂枝至13g、干姜至9g，去生军、川厚朴，加广木香10g。二剂。

1月9日三诊：昨今皆未大便，脘腹如有物窜动感已除，但在行走时腹部仍有痛感，苔白腻较去，有时矢气或嗳气，但为次不多，脉较浮数有力，再予上方，不去生军，以求肃清肠胃之积滞也，加炙香附10g，川厚朴10g。二剂。

1月11日四诊：昨方服后得大便四次，今早未解疼颇止，仅走路快则感有之，苔仍白较腻，再予上方加附片至15g、桂枝至15g，加吴萸6g。一剂。

1月12日五诊： 苔仍白腻，上方后得大便三次，脉软小。予上方去生军、藿香、甘草，加旋覆花12g，薤白12g。三剂。

医案11

时某，女，54岁，安徽省全椒县管坝徐庄生产队。

1988年1月27日初诊： 腹部疼痛，噫气，近四五个月来脘中不宽畅，按之则痛甚。纳少，仅能食稀，大便干，数日一解如栗状，人瘦弱特甚。苔白脉弱，食热亦有汗出，当温化之。

附　片 15g	川续断 15g	当　归 12g	炒白芍 15g
炙甘草 8g	川厚朴 12g	姜　夏 12g	陈　皮 12g
郁　金 15g	贝　母 12g	海螵蛸 15g	生　军 10g
广木香 10g	干　姜 10g	元明粉 8g	一剂

1月28日二诊： 方后得大便数次，先干后稀，腹痛减轻，腰痛较剧，苔白，脉弱，怯寒，当温之。

附　片 20g	桂　枝 15g	川续断 15g	炙甘草 10g
党　参 15g	焦白术 15g	干　姜 10g	姜半夏 12g
杜　仲 20g	三剂		

二、胃下垂、慢性胃炎

医案1

牟某，女，39岁，南京市汽车制造厂。

1975年4月12日初诊： 胃下垂，后又患慢性胃炎。纳差，消化不良，腿软酸无力，背胀，多汗，怯寒，白细胞偏低，时而又正常，胃痛。大便近日较软，有时急迫。口干，睡眠不佳。苔偏白，尖质略红，脉小弱甚。

附　片10g　白　芍10g　桂　枝10g　海螵蛸10g
川黄连5g　瓦楞子12g　党　参10g　甘　草6g
炒三仙各10g　焦白术10g　干　姜5g　夜交藤30g
茯　神15g　桑寄生15g　三剂

医案2

张某，男，44岁，安徽省全椒县白酒公社书记。

1975年4月23日初诊：胃下垂十六年，目前大便稀软，一日二至四次不等，食少，不食亦可，汗出少，苔水白，尖质红，脉浮软，当标本兼治。

白　芍10g　藿　香10g　桂　枝10g　紫苏梗10g
胡黄连8g　党　参10g　炒三仙各10g　甘　草10g
块茯苓15g　贝　母8g　瓦楞子12g　干　姜5g　三剂

医案3

吕某，男，51岁，安徽省滁县城关粮站。

1975年12月20日初诊：急性胃炎、胃溃疡，现口干，大便数日一解，且不成形，苔白腻厚，中有深裂，脉软小，四肢欠温。

焦白术12g　块茯苓15g　附　片12g　桂　枝9g
泽　泻15g　薤　白12g　法半夏9g　陈　皮9g
炒白芍12g　干　姜8g　炒甘草6g　炒吴萸6g

川黄连3g　　炒三仙各9g　　海螵蛸9g　　大　贝6g　五剂

1976年2月2日二诊：上方后，胃病症状基本告愈，纳眠佳，大便不稀。近半个月来咳嗽身倦，右少腹时疼，胃部有时亦疼，苔白腻灰黄，尖较红，脉浮软，咳多在早晨起床后，日间夜间皆不多，早起面浮，口干。

麻　黄9g	桂　枝9g	附　片9g	块茯苓21g
法半夏9g	紫　菀9g	大　贝9g	海螵蛸9g
陈　皮9g	泽　泻15g	甘　草9g	炒三仙各9g
生　姜9g	焦白术12g	党　参9g	四剂

4月4日三诊：夜间脘痛剧烈，呕吐，口中酸水多，不思食，食无味，但又知饥，大便溏，苔灰腻，脉数。予12月20日方加川黄连至5g、干姜至9g，汗多，腰腿酸软无力，作困，加威灵仙9g、桑寄生15g。五剂。

5月25日四诊：食知有味，腰腿酸软已愈，苔但薄白，脉已平，但夜眠差，大便较溏，予上方，加夜交藤30g，合欢皮30g，茯神30g，熟酸枣仁15g，远志12g，焦山楂12g，加川黄连至7g，去炒三仙。五剂。

6月3日五诊：食欲增且知饥，口中觉味甘，苔仍腻中微有灰黄色，脘中有时微疼但不苦痛，腰腿渐有力，便仍稍溏，如消化不良状，仍予上方，加薏苡仁30g，加块茯苓至24g，党参至18g。五剂。

6月11日六诊：情况甚佳，大便头硬，苔灰腻，质略红，脉软。

附　片12g　桂　枝12g　炒三仙12g　薏苡仁30g

干　姜 6g　　生　军 9g　　炒甘草 9g　　陈　皮 12g

川厚朴 12g　　块茯苓 21g　　泽　泻 15g　　五剂

6月23日七诊：上方服后脘痛即止，每日大便二三次，苔薄白，质见微红，脉较平。再从上方出入。

附　片 12g　　桂　枝 9g　　党　参 9g　　川黄连 6g

块茯苓 15g　　焦白术 12g　　炒甘草 9g　　陈　皮 9g

炒白芍 12g　　焦三仙各 12g　　柴　胡 8g　　升　麻 8g

贝　母 9g　　海螵蛸 9g　　五剂

7月2日八诊：情况佳，食欲增，久不能饮酒，今亦能矣，苔薄白质较红，予上方，减附片至9g。三剂。

医案 4

李某，女，41岁，安徽省全椒县黄栗树乡大山村。

1987年3月31日初诊：肠胃功能皆不佳，易饥而纳不多，稍食油脂则肠鸣腹泻，有时呕酸，脉较浮数，当从清化。腰经常痛，头昏，喘而咳不剧。

川黄连 8g　　川黄柏 10g　　防　风 10g　　山　栀 12g

焦山楂 15g　　黄　芩 8g　　甘　草 10g　　云茯苓 20g

薏苡仁 30g　　生　姜 5片　　葛　根 15g　　麻　黄 8g　　三剂

三、反胃、吐酸、嘈杂

医案 1

王某，女，38岁，安徽省马鞍山市小黄洲。

1977年9月5日初诊：患者于8月15日在马鞍市市人民医院诊

断为食边裂孔癌，每餐碗许，食后即上涌欲呕，有时吐出，脘胀满，怯寒无汗。

桂　枝 10g　炒二芽各 12g　火麻仁 30g　姜半夏 10g

附　片 10g　川厚朴 10g　炙香附 10g　牡　蛎 30g

炒白芍 12g　薤　白 12g　五剂

服上方四剂，今怯寒颇减，已有汗，食较前顺利，食后已不胀满，中午一餐可进食八两多。以往大便如栗状，今已软，有时气窜痛，有时胸中痛。现苔仍偏白，脉较小软，手心发热且烫。

医案2

王某，女，19岁。

1984年4月26日初诊： 曾在安徽省立医院检查为直立性低血压，常昏，有时晕倒，鼻息热，身软乏力，舌苔无，质作红色，尖多细小朱点，脉小弱，此壮火为病也，当清之。

黄芩连各 12g　山　栀 15g　丹　皮 15g　石　斛 30g

生　地 30g　芦　根 15g　枇杷叶 15g　竹　茹 15g

甘　草 12g　炒枳壳 12g　龙牡各 30g　三剂

医案3

王某，女，44岁，安徽省全椒县小集平塘大队墩子王小队。

1987年4月28日初诊： 胸脘常不适，时呕酸时刺痛，月经量多，经水颜色先黄后红，小腹时痛。舌苔磁，两边作长条状瘀色，尖光红，有小朱点，色淡，自觉胸中水汪汪，脉弱，多气恼，胸中有积血当化之也，便干如栗状，多年如此。

桃　仁 20g　怀牛膝 30g　郁　金 18g　甘　草 12g

枇杷叶 15g　薏苡仁 30g　云茯苓 20g　当　归 12g

炒枳壳 12g　川　芎 12g　生　军 10g　元明粉 10g (另包分冲)

山　栀 12g　三剂

医案4

杨某，女，安徽省全椒县新华路。

1973年5月29日初诊：头昏、头晕、头疼，睡眠不佳，腰酸，食不下，脘嘈，五更汗自出，苔稍白，尖有朱点，脉小。

炒吴萸 6g　胡黄连 5g　附　片 10g　丹　皮 10g

苍耳子 12g　龙牡各 30g　茯　神 21g　远　志 12g

柏子仁 15g　夜交藤 25g　熟酸枣仁 15g　干　姜 5g

鸡内金 10g　炒三仙各 10g　三剂

6月28日二诊：上方服三剂后诸症皆消，今因食饭后阻满，噫气频频，心悸，人软甚，脘嘈，终夜不能入睡，食一点便阻满不下，噫气不已，苔少，质偏红，尖有朱点，脉软小甚，头昏，溺黄。

枇杷叶 6g　炒二芽各 10g　黄　芩 8g　胡黄连 5g

夏枯草 12g　山　栀 10g　块茯苓 15g　车前子 12g

木　通 10g　元明粉 10g (分冲)　　　三剂

医案5

王某，女，42岁，安徽省全椒县官渡公社如意大队钱费小队。

1973年8月9日初诊：腰腿酸软，头晕，心悸多汗，手心热，脘嘈甚，腹肋痛不定处，胸中热，食少，但食后阻满，体瘦，精神极差，苔白质淡，尖边颇光，脉软小。

附　片 12g	桂　枝 10g	炒吴萸 10g	焦白术 12g
陈　皮 12g	猪茯苓 24g	黄　芪 12g	干　姜 10g
法半夏 10g	薤　白 12g	白　芍 12g	川厚朴 10g

三剂

8月27日二诊：上方服后诸症好转，食欲佳，遂停药。今咳嗽，月经提前十日来潮，白带甚多，脘中如有凉水存积，但又时作火扑扑状，动则汗出如濡，睡下则梦多纷纭，苔花白，尖边光红，多直裂，脉软小。

附　片 10g	丹　皮 10g	生龙牡各 21g	丹　参 12g
白　芍 12g	焦白术 12g	党　参 12g	黄　芪 12g
甘　草 10g	柏子仁 15g	炒贯众 10g	茯　神 24g
熟酸枣仁 12g	远　志 10g	鸡内金 10g	三剂

9月6日三诊：症状减轻，但腰酸未减。今有时心动悸，据述服前两剂药后，人更觉软甚，但服第三剂后，精神体力皆增加，食欲亦增，咳仍有之，予上方，加川黄连6g，川续断15g，茯神改为朱茯神21g。二剂。

医案6

费某，女，20岁，安徽省全椒县南屏公社白衣大队。

1977年6月9日初诊：脘嘈，纳差，体困头晕，下午似发热，经来时腹痛日余即止，腰痛喜热敷，汗少，时有畏冷，苔薄白尖红，脉浮略数，当兼表解。

桂　枝10g　白　芍12g　甘　草6g　炒二芽各12g

柏　仁10g　防　风10g　荆　芥6g　炒山栀10g

枇杷叶10g　炒枯芩12g　独　活10g　丹　皮10g

川黄连6g　珍珠母30g　二剂

四、痞满

医案1

牟某，女，39岁，江苏省南京市汽车制造厂。

1975年4月12日初诊：食纳差，消化不良，腿软无力，背诉发胀，多汗怯寒，苔偏白，尖质略红，脉小弱甚，当标本兼治。

附　片10g　　白　芍10g　桂　枝10g　海螵蛸10g

川黄连5g　瓦楞子12g　党　参10g　甘　草6g

炒三仙各10g　焦白术10g　干　姜5g　夜交藤30g

茯　神15g　桑寄生15g　三剂

医案2

郑某，男，61岁，安徽省全椒县古河轧花厂。

1975年10月20日初诊：食量减少，食后有胀感，大便干少，腹增大，为单腹胀，腹诊时发现脾脏肿硬，并过脐线一二寸许，舌苔色一般，多裂纹，脉较沉，微见细数。

鳖　甲21g　炒山甲9g　䗪　虫9g　炒三仙各9g

莪　术9g　陈　皮9g　法半夏9g　生　军9g

干　姜8g　党　参9g　块茯苓12g　薤　白12g

牡　蛎 30g　当　归 9g　　白　芍 12g　五剂

10月28日二诊：食后已无胀感，全身较前松快，大便有时一日两次，舌脉略同前，再予上方，加䗪虫至12g，加薏苡仁30g，大腹皮9g，减干姜至6g。十剂。

听香室医案

154

医案 3

赵某，男，55岁，安徽省全椒县手工业局局长。

1977年5月27日初诊：因喝酒复发胃病，近来有时觉胃痛，腹坠胀，腹中时有声响，便溏，便一日数次，便后不爽，解后腹痛仍有胀感。舌较红，苔薄白，舌中有裂，脉浮稍有力。

桂　枝 10g　藿　香 10g　黄　连 6g　　茯　苓 12g
蔻　仁 10g（杵，连壳）　　　焦白术 12g　党　参 10g
陈　皮 10g　姜半夏 10g　广木香 6g　　炙香附 10g（杵）
生　姜 6g　　炒白芍 12g　薏苡仁 60g　三剂

医案 4

王某，女。

1977年6月10日初诊：患者诉脘部痞闷，纳差已十二天，腰酸痛，大便日一次，易汗，头两侧痛，心悸。舌苔水白，质红，舌尖有很多朱点，脉小较数。

附　片 10g　丹　皮 10g　枇杷叶 12g　炒二芽各 12g
川　连 5g　　茯　苓 12g　生甘草 6g　　三剂

医案5

张某，女，42岁，安徽省全椒县白酒公社大张大队石费生产队。

1987年5月9日初诊：自去年冬始出现单腹胀，时而肢肿，今年三月加剧，食少，近日大便稀如水，食后则胀满不适，从前多汗，今汗少。苔白脉弱，当从温补之法。

附　片15g　桂　枝15g　炒白芍15g　焦白术20g

党　参15g　大腹皮15g　广木香10g　干　姜10g

云茯苓20g　三剂

5月13日二诊：方后已不利稀，腹胀消去不少。苔白颇去，脉较弱。

上方减桂枝至12g、附片至12g、干姜至6g、白术至12g，加泽泻20g，制香附15g，海螵蛸15g，贝母12g。三剂。

五、噎膈

医案1

朱某，女，33岁，安徽省全椒县石溪公社新华大队朱冬小队。

1972年11月9日初诊：食则噎，下咽为难，入胃后随即上泛后满腔皆不适，甚则溢清水，但不吐出食物，病已数年。苔硗质透红，脉弱微数，当标本兼治。

藿　香10g　块茯苓15g　枇杷叶10g　薏苡仁21g

法半夏10g　甘　草6g　代赭石15g

元明粉10g（另包分冲）　　　一剂

11月10日二诊：服昨方后，晚上食噎已轻减，食后已不上泛，腹中一无不适，今早情况亦佳。苔脉略同前，再予上方二剂。

11月16日三诊：症更轻减不少，但在噎时亦吞咽有阻。又有一症今日才述及："两背之里有时突发刺痛，牵引咽喉亦不适，食后必咳喘一阵，得一小时许始平，此病可能与噎病同时得也。"今苔薄白，脉稍浮软且小，予上方加川羌活10g，麻黄6g，紫苏梗10g，当归10g，杏仁10g。二剂。

医案2

齐某，男，62岁，安徽省全椒县张伯嶺。

1977年5月22日初诊：十天前恶寒发热，用西药而热退，前天恶寒发热如疟状，自汗解而头痛。常年咽食困难，饮水有时亦困难，食少，胃中不适，有时胃中如有气上窜状，有微痛感，黑便，近日又作黄色。昨夜未入梦，以往睡眠亦不佳，周身关节痛，有微汗出。患有气管炎，冬寒则喘咳，素喜饮浓茶。右脉较浮滑数，苔白腻，中有裂纹。

附 片12g	桂 枝12g	薤 白12g	姜半夏10g
陈 皮10g	防 风10g	威灵仙10g	桑寄生15g
当 归10g	泽 泻10g	姜厚朴10g	茯 神21g
远 志12g	薏苡仁24g	炒楂麯各10g	三剂

医案3

熊某，女，59岁，安徽省全椒县黄栗树许郢。

1987年4月15日初诊：食干食则噎，稀食则较可，但亦有时噎也，病延已一年半，不思食不知饥也，一周前大便四五日一解，有时如栗状，现又三四日未解矣。今早十时许食粥呕出，阻于胸中不得下也。苔根部白腻，舌尖及前端较光红，略见瘀色，脉弱。拟方兼顾。

附　片 15g　炙甘草 8g　炒三仙各 12g　川厚朴 12g

姜半夏 12g　陈　皮 12g　桃　仁 15g　生　军 10g

干　姜 10g　元明粉 10g（另包分冲）　　　二剂

4月23日二诊：方后大便每日二次，噎已轻减，苔偏白，脉较弱，上方加槟榔12g，加姜半夏至15g、附片至18g、陈皮至15g，去生军、炙甘草。五剂。

医案4

张某，女，50 岁。

神经官能症，病已十七年，腹中气痛乱窜，气至肚脐处即难受，气至头则出汗、头昏，汗多怯寒，不疼。夜卧一两个小时先怕冷，后即发热、出汗，不能睡也，要用重物压身方舒，手上肌肉及骨头均痛，脉濡软，苔白腻微黄，质偏红，舌两侧有朱点。原不爱冷饮，食后胃痛，自去年吃了西瓜等冷食，反觉舒服，胃不痛。

附　片 12g　桂　枝 10g　防风己各 10g　薏苡仁 30g

龙牡各 30g　泽　泻 15g　茯　神 15g　柏子仁 15g

夜交藤 30g　栀　子 6g　川黄连 5g　苍耳子 12g

姜半夏 12g　大　贝 10g　四剂

六、泄痢

医案1

潘某，女，42岁，安徽省全椒县曙光大队联合小队。

1974年7月2日初诊：慢性痢疾已四个月，久治不愈，大便少而有白脓液。腰酸痛，汗多，苔白脉弱。脐下近处痛，大便干如栗状，此亦阳明内实之证也。

　　附　片12g　炒白芍12g　生　军10g　火麻仁30g

　　干　姜10g　广木香10g　槟　榔10g　炒三仙各10g

　　陈　皮12g　四剂

7月6日二诊：服上方第一剂后大便三次，后渐少，服第三四剂后大便皆一次也，夹有小硬片，无栗状矣，白脓液亦少。他症如腰腹疼等皆轻减，苔硶白质红，精神较前为佳，再予上方，减附片至9g、干姜至7g、陈皮至9g。三剂。

7月12日三诊：大便多而次数少，仍有白脓液，再予上方（7月2日）。三剂。

7月17日四诊：在服第一剂时大便解两次，服第二三剂皆各解一次，白脓液渐少矣，多在早八时左右脐两旁时有痛感。苔硶质透红，拟上方减干姜至4g、附片至6g，加生军至13g，加甘草10g。四剂。

7月23日五诊：大便仍有脓液但其少，便中仍夹有小硬块，汗多，是病未尽也，苔偏白腻质略透红，脉小。

　　附　片12g　广木香10g　白　芍12g　甘　草10g

　　干　姜10g　生　军10g　炒三仙各12g　党　参10g

　　槟　榔10g　四剂

7月29日六诊： 大便中仍夹有灰色粪片，舌脉大致同前，予上方加丹皮10g。四剂。

8月4日七诊： 今粪中仍夹有硬块，便更少，苔薄白，质略红，予7月23日方减附片至9g、干姜至7g，加黄连5g。三剂。

8月8日八诊： 服方时大便已正常，昨有少量白色脓液。再予上方，加黄连至7g。三剂。

8月13日十诊： 便中白脓液已少，昨日未服药而大便又少，再予上方减干姜至4g、附片至9g，加块茯苓12g。四剂。

9月1日十一诊： 服上方后，大便下硬如栗状后正常，便干，稍带脓液而已，故未再复诊。近日腹痛阵发，再求诊，舌尖光绛如剥去皮状，脉小，人软。

| 胡　连 8g | 甘　草 10g | 生　军 10g | 党　参 10g |

| 紫　草 10g | 二芍各 10g | 五剂 |

9月10日十二诊： 上方服至第二剂，下如牛胎状物不少，次数亦多，后大便如正常人矣。舌上稍有白苔，脉仍小，近日咳嗽痰滞，再予上方加麻黄10g，桂枝10g，附片10g，姜半夏10g，陈皮10g，生姜6g。四剂。

9月18日十三诊： 自谓各症皆愈，予嘱其勿药。

医案2

黄某，女，46岁，安徽省全椒县药材公司门市部。

1974年9月6日初诊： 下利暴迫已二十余日，便时腹痛甚，服用氯霉素等药无效。苔白甚，舌尖较红，脉小软。

| 附　片 12g | 白　芍 12g | 甘　草 10g | 胡黄连 6g |

| 干　姜 10g | 滑　石 12g | 乌　梅 15g | 党　参 12g | 二剂 |

10月4日二诊：服上方后痢疾较愈，遂停药，大便一日四五次，每次量少而多稀黏液，无汗，食不甘。苔白甚，舌尖端稍见红色，脉浮。

附　片12g　桂　枝10g　防　风10g　藿　香10g

生　姜10g　川黄连6g　广木香10g　党　参10g

滑　石12g　陈　皮10g　二剂

医案 3

吕某，男，51岁，安徽省滁县粮站。

1975年4月24日初诊：腹疼则下利暴迫，稀水状，苔黑黄腻，脉小，下肢酸软，少汗，病延廿年，近来发一次最剧。

藿　香10g　附　片10g　块茯苓21g　泽　泻15g

川黄连10g　滑　石15g　炒楂糷各10g　生　姜10g　四剂

医案 4

甘某，男，67岁，安徽省全椒县土杂公司。

1977年7月12日初诊：细菌性痢疾已月余，久用诸抗菌素，今服氯霉素，虽较可然，未痊愈也。食减十分之四，大便解时腹坠，日解二次，大便中脓细胞（++++），苔白厚且腻，脉软微有涩意。

附　片12g　防　风10g　党　参10g　广木香10g

白　芍12g　干　姜10g　炒三仙各12g　二剂

因缺黄连，嘱服用黄连素片12片。此病以温中、补虚、消导，解表并用，为香连丸之法。

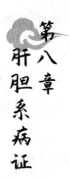

一、黄疸

医案 1

陈某，男，安徽省全椒县水电局。

1971年9月13日初诊：巩膜黄染，肝区疼痛，汗出恶风，大便有时隔日一行，质可。脉浮而弦数，苔白较甚，此为表虚且湿热内蕴，宜内外兼治。

柴　胡 8g	炒白芍 12g	元　胡 10g	陈　皮 10g
制厚朴 10g	生　军 12g	茵　陈 21g	猪茯苓各 15g
紫　草 10g	丹　皮 10g	桂　枝 10g	二剂

9月15日二诊：服第一剂后得稀便一次，服第二剂后得干便一次，肝区疼痛大减，不怕风，已少汗。上方加郁金10g，龙胆草8g，陈皮3g，黄芩6g。二剂。

9月23日三诊：肝区疼痛轻减，大便正常，尚多汗，脉浮软，苔偏白，此为表阳不固之象。

附　片 10g	桂　枝 10g	炒白芍 12g	法半夏 10g
制厚朴 10g	元　胡 10g	陈　皮 10g	猪茯苓各 15g
干　姜 8g	泽　泻 12g	二剂	

10月3日四诊：诸症消失，白苔尽去，质较红，予清渗凉血法收功。

　　紫　草 10g　　猪茯苓各 12g　　泽　泻 12g　　龙胆草 10g

　　白　芍 12g　　山　栀 10g　　茵　陈 15g　　三剂

医案2

　　阚某，男，50 岁，安徽省全椒县中兴公社中兴大队西头小队。

1973年12月25日初诊：不能食五至六天，巩膜明显黄染，每日仅食油条一二支，粥半碗，六七日仅解大便两次，便不多。苔花白少，质偏红，脉软小，拟清下法。

　　生　军 10g　　山　栀 10g　　茵　陈 30g　　元明粉 10g

　　块茯苓 15g　　泽　泻 15g　　炒谷芽 15g　　二剂

12月30日二诊：上方服后得大便两次，食已能增加一半，舌质红已减。予上方，去元明粉，加川黄柏6g，加块茯苓至21g，减生军至7g。二剂。

1974年1月3日三诊：症状大减，已能食碗余，舌上稍有白苔，有汗，改以茵陈五苓法。

　　桂　枝 10g　　白　术 12g　　白　芍 12g　　块茯苓 21g

　　泽　泻 15g　　茵　陈 30g　　炒二芽各 12g　　三剂

1月8日四诊：食能进两碗，与平时无异，但人较软。予上方，去桂枝。三剂。

1月12日五诊：食欲可，自谓如健康人矣。再予上方，加防风己各10g。三剂。

附：1 月 17 日来，病已痊愈。

医案 3

侯某，男，12 岁，安徽省全椒县五交化公司。

1987 年 3 月 21 日初诊：甲型肝炎。大便三四日一解。今日大便溏，不多，巩膜黄染轻，舌苔薄白且少，质偏红，有细小朱点，脉弱微数，以经方治之。

山 栀 12g　茵 陈 30g　炒三仙各 12g　云茯苓 20g

泽 泻 15g　猪 苓 20g　丹 参 15g　丹 皮 10g

川黄连 5g　防 风 10g　三剂

3 月 24 日二诊：大便已不溏，舌脉大致同前。上方加焦白术 12g，纳较前为佳，加泽泻至 20g。四剂。

3 月 31 日三诊：3 月 29 日复查肝功能正常，是病已痊愈也，然其舌尚光红，以此当再复用上方二剂，去防风，以求不再发也。

二、胁痛

医案 1

臧某，男，28 岁，安徽省全椒县石沛公社高井大队河湾小队。

1972 年 11 月 8 日初诊：肝炎经治数次，共服方十四剂，今胸中大宽，然尚有微微不适，夜眠多梦，汗出，食纳精神皆如常人，但时有溺黄。苔白不厚腻，质偏红，脉浮微数，上次身痒，药后即止，近日又发疹块，当兼顾之。

附　片10g　　白　芍12g　　桂　枝10g　　川厚朴10g

法半夏10g　　郁　金10g　　紫　草10g　　山　栀10g

胡黄连5g　　三仙各10g　　猪茯苓各15g　泽　泻15g

茵　陈24g　　三剂

11月14日二诊：前二三日食佳，脘畅，昨日未服药又食山芋，胸中阻，纳少，予上方加枳壳3g。三剂。

11月20日三诊：上治皆愈，溺仍有时微黄，今又不适，气上逆也，病如厚朴汤证，苔磁质偏红，脉小微数。

川厚朴10g　　枳　壳10g　　紫苏梗10g　胡黄连5g

射　干10g　　三剂

11月25日四诊：各病悉平，一切如常人，嘱停药观之。

医案2

江某，女，22岁（未婚），安徽省全椒县石沛公社高井大队大殷柳小队。

1972年12月26日初诊：肋骨右侧近乳下疼痛，甚则彻背，脘甚嘈，不思食，溺黄，苔磁质偏红，舌尖有瘀点，偏于右侧，右脉弦数，左脉平软，病在胆，当以清胆为主。

龙胆草8g　　柴　胡8g　　牡　蛎24g　丹　皮10g

甘　草6g　　薤　白10g　　姜　皮10g　黄　芩6g

荆　芥10g　　防　风10g　　胡黄连5g　　三剂

12月30日二诊：药后右肋已不痛，步行二十余里后又觉痛。已能食，脘嘈亦濒愈，溺已不黄，右脉亦平，胆病濒愈矣。然经来忽前忽后，行时腰痛，腹部偶有疼痛，色紫有块，五六日才净，今距经期尚有十三日，当并治之。上方加桃仁12g，益母草12g，独活10g，郁金12g，加龙胆草至10g。三剂。

医案3

王某，男，35岁，安徽省全椒县官渡公社官渡大队电灌站。

1974年8月3日初诊：肝大，肝区疼痛，高热，曾昏厥两次，屡用西医治疗无效。今肝区仍疼痛并作放射性，胸阻，不能食，体困无汗，小溺短频，疼痛难解，苔白质偏红，脉较浮数，不但肝病胆亦病也，为表寒固甚，内热亦急，当标本兼治。

荆　芥10g	藿　香10g	防　风10g	柴　胡10g
白　芍10g	黄　芩10g	薤　白12g	元　胡10g
龙胆草10g	紫　草10g	甘　草6g	炒三仙各10g
滑　石12g	车前子12g	丹　皮10g	三剂

9月5日二诊：诸症消，食纳大增，精神亦佳。但少腹作坠，为证趋于下，尚有余邪未尽，当着意于此矣。

滑　石12g	车前子12g	木　通10g	炒枳壳10g
茯　苓12g	炒谷麦芽各7.5g	藿　香10g	防　风10g
广木香8g	元　胡10g	姜川朴10g	法半夏10g　三剂

9月12日三诊：下腹症状已除，今胸下又稍满，头微昏，左肋近腰处疼，苔较白腻，舌尖质红，脉浮软，又召新感，拟方兼顾。

| 苏　梗10g | 青陈皮10g | 川厚朴10g | 左牡蛎30g |
| 白　芍12g | 荆　芥8g | 柴　胡8g | 茯　苓15g |

泽　泻 15g　木　通 10g　防　风 10g　元　胡 10g

苍耳子 10g　紫　草 10g　炒枳壳 10g　丹　皮 10g　三剂

医案4

李某，男，42岁，安徽省全椒县水上运输社。

1977年6月25日初诊：胸胁痛彻背，怯寒有汗，诊为胸膜粘连，苔偏白腻，质偏红，脉软微数。

附　片 12g　桂　枝 10g　薤　白 12g　姜半夏 12g

陈　皮 10g　丹　皮 10g　龙胆草 6g　块茯苓 15g

蒌皮仁各 10g　干　姜 6g　三剂

10月14日二诊：左肋内胀痛，右腰背皆胀也，咳嗽微喘，右胸微痛，X线检查为气管炎、肺气肿。现汗多，面浮肿，食尚佳，大便较干硬且便时有火辣感，夜间易出汗，苔水白，舌尖偏红，脉浮软。

附　片 12g　桂　枝 12g　白　芍 15g　牡　蛎 30g

块茯苓 15g　泽　泻 15g　姜半夏 10g　姜厚朴 6g

焦白术 12g　金钱草 30g　当　归 10g　干　姜 8g

丹　皮 10g　赤　苓 15g　三剂

10月22日三诊：肝区跳痛不剧，腰疼，肩背酸，动则汗出，咳喘，苔白甚脉软。

附　片 12g　桂　枝 10g　麻　黄 10g　杏　仁 10g

干　姜 8g　五味子 6g　姜半夏 10g　白　芍 12g

炒甘草 6g　陈　皮 10g　三剂

嘱：服元胡止疼片 12 片。

三、慢性肝炎

医案1

李某，男，40岁，安徽省全椒县小集公社秘书。

1974年9月4日初诊：慢性肝炎已十二年。舌质偏绛，苔色灰黄而薄，右脉弦数，易汗出，肝区隐疼，大便正常，小溺次多，阳痿。

柴　胡 10g　炒三仙各 10g　龙胆草 8g　枇杷叶 10g
块茯苓 15g　泽　泻 12g　　紫　草 10g　黄　芩 8g　四剂

医案2

张某，男，安徽省全椒县医院。

1975年3月12日初诊：椎管闭合不全（脊椎裂）病史多年，现伴肝硬化腹水，腰痛，肝区不适，劳则疼痛，苔硗质红，脉软小。

桂　枝 10g　附　片 10g　丹　皮 10g　独　活 10g
炙首乌 12g　块茯苓 21g　泽　泻 15g　猪　苓 15g
紫　草 10g　柴　胡 10g　牡　蛎 30g　珍珠母 30g
川续断 15g　三剂

医案3

龚某，江苏省南京大桥四处。

1985年12月29日初诊：慢性肝炎史，每年寒冬夜眠必戴厚帽，否则头痛不已。今又然矣，日间则无所苦。视其舌红而无苔，脉较弱。自觉身软无力，手部日然，最近腰脊酸痛，肝区亦痛，怯寒。血常规检查：白细胞2200/mm^3，血小板44000万/mm^3，壮火为病也，当清之。

黄　芩 10g　丹　皮 12g　紫　草 12g　葛　根 12g

柴　胡 10g　炒白芍 15g　郁　金 18g　甘　草 10g

山　栀 12g　四剂

1986年1月11日二诊：头部见风（去帽）则痛，上方服后食较甘，胸中气如不续，苔硗质略红，两边稍见瘀色，脉有浮弦象，上方加防风10g，炒枳壳12g，桃仁15g，丹参15g，加郁金至20g，去白芍。四剂。

医案4

巫某，男，35岁，安徽省全椒县曙光公社秋塘大队巫郢生产队。

1987年5月22日初诊：去年4月16日在我院诊断为乙型病毒性肝炎，治愈后至九月份又复发。今口干喜饮，麝香草酚浊度试验（TFT）为+++，抗原1∶1028。舌苔少，质偏红。

山　栀 15g　黄　芩 12g　石　斛 30g　茵　陈 30g

云茯苓 20g　天花粉 20g　川黄连 10g　郁　金 15g

焦山楂 15g　三剂

5月25日二诊：口干略减，舌苔偏黄而薄，质略红，上方续服，六剂。

5月31日三诊：口干减，大便较溏。舌苔偏白，上法出入，从温化法。

桂　枝 15g　茵　陈 30g　焦苍术 20g　云茯苓 20g

猪　苓 20g　泽　泻 20g　六剂

6月7日四诊：情况尚佳，食增，口干仅在早起时，苔硗少，质略红，尖有小朱点。脘中微嘈，上方减桂枝至12g，去苍术，加川黄连8g、山栀12g、焦白术15g。五剂。

6月14日五诊：脘中时有微嘈，食后较可，舌光绛无苔，上法出入。

山　栀 15g　黄芩连各 10g　茵　陈 40g　丹　皮 10g

紫　草 12g　五剂

6月19日六诊：行路吃力则脘中不舒，舌较光红，上方加北沙参20g，太子参20g，贝母12g，炒枳壳12g，二芽各15g。五剂。

6月24日七诊：近日口干，饮食尚可，肝功能正常。舌苔略偏黄润，质较红。上方加石斛30g，加黄芩至12g、黄连至12g、丹皮至12g、紫草至15g。六剂。

7月1日八诊：脘中时嘈杂，口干，上方加石斛至40g，大便较溏，饮食佳，加柴胡10g，焦白术15g，去贝母、二芽。六剂。

7月7日九诊：大便稀，口干，不饮亦可，舌质较红，苔硗也，精神尚佳，上法出入。

黄芩连各 12g　焦白术 15g　茵　陈 40g　柴　胡 12g

龙牡各 30g　云茯苓 20g　焦山楂 15g　六剂

王某，女，8岁，安徽省全椒县城东公社长安大队王墩小队。

1974年7月5日初诊：肝大约四指，腹胀满，四肢不肿，便稀，日解二三次，溺少，单腹胀。舌尖多朱点，苔少。热象显然，当清之渗之，并佐以软坚。

郁　金10g	牡　蛎24g	炮山甲6g	炙鳖甲12g
茯　苓15g	大腹皮10g	泽　泻15g	枇杷叶12g
紫　草6g	胡黄连6g	三剂	

7月9日二诊：据述服上方后腹中漉漉然，溺多，腹颇软，食增。仍用原方以略小其制，去茯苓、胡黄连，苔脉同前，予7月5日方，加紫草至10g。三剂。

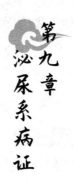

第九章 泌尿系病证

一、癃闭

季某。

1975年6月19日初诊：溺小有白浊，少腹两侧如线递，冲斜上至胯骨之端，溺欲未尽，腰时疼，稍累则甚，握拳不紧如作胀形。苔偏水白，动则易汗，蹲倒起两腿麻木。

附 片10g	桂 枝10g	二 地15g	丹 皮10g
山萸肉12g	炒山药15g	块茯苓15g	泽 泻15g
草 薢15g	四剂		

二、淋证

杨某，女，38岁，安徽省全椒县南屏公社南屏大队余庄队。

1975年8月2日初诊：尿频、尿急，怯寒多汗，食少，心慌，但欲眠。尿常规检查：白细胞（+++），脓细胞（++++）。脉软小苔白，为少阴之病矣，温肾为主。

附 片10g	桂 枝10g	茯苓神12g	泽 泻15g
草 薢15g	焦白术12g	白 芍12g	三剂

8月5日二诊：诸症皆愈。尿常规检查：尿微黄，白细胞

（－），脓细胞（－），脉平，白苔去，但质较红。上方去桂枝，减附片至7g，加山栀子10g。三剂。

三、尿浊

医案1

赵某，女，36岁，安徽省全椒县襄河镇前进路。

1972年7月3日初诊：尿浊，头昏，汗多。血压：180/110mmHg，尿蛋白（＋＋＋），红细胞（＋），尿中有少量白细胞，乳糜鉴定：（＋）。脉软小苔薄白，以金匮肾气法为主。

附　片12g　桂　枝10g　猪茯苓各12g　泽　泻12g
丹　皮10g　山　药15g　山萸肉12g　　熟　地15g
生龙牡各15g　白　芍12g　法　夏10g　　制厚朴10g　三剂

7月6日二诊：今早白浊已少，小溲较清，食纳少，汗仍多。上方加鸡内金10g，党参10g，干姜6g，白术12g。三剂。

7月9日三诊：小溲晨清，午后较黄，晚间则稍浊，头已不昏，食亦较佳。再予上方加二苓至15g、泽泻至15g、干姜至9g。二剂。

7月11日四诊：小溲微黄，食欲增，口不黏，苔白甚薄，质略见红。上方将熟地15g改为二地各7.5g。二剂。

7月30日五诊：尿检正常，但尿后尚有不尽感。头清目爽、食纳正常、精神甚佳。素有痔疮，近日大便有血。上方减附片至9g、干姜至6g、桂枝至7g，加胡黄连5g，槐花10g。二剂。

陈某，女，27岁，安徽省全椒县白酒公社吴山大队高蒋小队。

1974年4月2日初诊：半月前曾服本人方数剂，尿蛋白由（+++）变为（++），出院回家劳动后病情又发作。住院治疗时尿蛋白为（++++），腰酸疼剧烈，下肢肿。苔白较甚，尖微红，脉较浮，食少甚。

附 片9g	桂 枝9g	麻 黄6g	细 辛9g
法半夏9g	块茯苓21g	泽 泻15g	草 薢15g
丹 皮6g	焦白术9g	二剂	

4月4日二诊：食稍佳，苔白较减，脉略同前，头昏、头疼。

附 片9g	桂 枝9g	细 辛6g	法半夏9g
苍耳子9g	泽 泻15g	车前子12g	焦白术9g
块茯苓24g	草 薢24g	丹 皮9g	胡黄连5g
滑 石12g	山 栀9g	二芽各12g	陈 皮9g 三剂

4月10日三诊：昨日化验尿蛋白（+），食亦增，头昏已轻减，尿微黄，苔脉略同前，再续上方，腰疼亦减，加胡黄连至8g，加紫草9g，小腹底时而有疼感，小溺如有时不净，大小便后会阴处潮湿、酸痛不适。三剂。

4月13日四诊：苔白仍甚，舌质仍同前。予上方，加附片至12g。三剂。

4月16日五诊：腰疼甚微，头疼已除，苔仍薄白，质偏红，脉细微数浮，溺有时微黄，易汗，身微浮。

附　片15g　丹　皮9g　草　薢24g　茯　苓24g

泽　泻18g　薏苡仁30g　猪　苓15g　焦白术12g

白　芍12g　车前子15g　滑　石12g　胡黄连8g

陈　皮9g　细　辛6g　川黄柏6g　三剂

4月19日六诊： 溺热亦微，腰酸亦少，仍予上方，加山栀子9g、二芽各12g，去细辛。三剂。

4月25日七诊： 尿中泡沫已少，色时黄时不黄，右腰酸，苔白甚，舌尖亦红甚。予上方，续服三剂。

四、肾炎与肾盂肾炎

医案 1

张某，女，32岁，安徽省合肥屯溪路小学教师。

1974年7月27日初诊： 有肝炎（无黄疸）及肾炎史，近来腰疼，每经后十多日便觉腹痛。苔少，质偏红，舌尖边散见小朱点，脉稍数，尿化验白细胞（++），近日为（+++），有少量尿蛋白。

独　活10g　丹　皮10g　草　薢15g　云茯苓15g

泽　泻12g　桑寄生15g　山　栀10g　炒谷芽15g　四剂

医案 2

谷某，女，34岁，安徽省全椒县缝纫社。

1974年8月4日初诊： 肾盂肾炎病史，腰胀痛，以捶击为快，小溺如不净，淋沥难解，舌绛多朱点，无苔，脉小数，尿常规检查示金黄色葡萄球菌感染，血浆凝固酶阳性，对多数抗菌药皆有抗药性。

枇杷叶 12g　甘　草 10g　生　地 12g　川黄柏 10g

怀山药 12g　丹　皮 10g　丹　参 12g　滑　石 12g

车前子 12g　三剂

医案 3

张某，女，3岁，安徽省全椒县曙光公社刁冯大路生产队。

1974年12月5日初诊：发热无汗，身微肿，时发惊厥，今日上午测体温39℃，诊为急性肾炎。尿检：黄混浊，尿蛋白（++++），白细胞（++），少量红细胞，透明管型（+），颗粒管型（++），腊状管型（+）。脉小苔白，为风寒束于少阴，拟麻黄附子汤加味。

麻　黄 6g　附　片 6g　细　辛 6g　桂　枝 6g

块茯苓 21g　泽　泻 15g　丹　皮 6g　草　薢 15g

车前子 10g　三剂

12月9日二诊：诸症大减，仅傍晚稍有微热，惊厥甚轻。脉舌同前，再予上方三剂。

12月14日三诊：诸症皆消，但舌质仍偏红，是尚有未尽之邪也。上方去桂枝，减麻黄至3g、附子至3g、细辛至3g、车前子13g，加柴胡5g，川黄柏6g。二剂。

12月19日四诊：尿常规检查正常，舌根苔白，舌前段偏红。上方加党参10g，白术6g。二剂，以求根治。

医案4

涂某，女，59岁，安徽省全椒县前进街。

1975年3月9日初诊：肾炎复发已两个多月，尿常规检查示：尿蛋白（++），脓细胞（++），红细胞（+），透明管型（+），颗粒管型（+）。苔白甚，脉弱小如无、大便数日未解，体内有作烧感，口干，不饮，有汗出。

附　片12g　桂　枝12g　细　辛9g　麻　黄9g
焦白术12g　块茯苓15g　泽　泻15g　干　姜9g
白　芍12g　二剂

3月12日二诊：仍有口干，但胸内作烧感减轻，苔水白，脉小甚，大便少解，但亦不太干，再予上方出入。加木通9g，火麻仁30g，生地9g，党参9g，陈皮9g，三仙各12g，因腹胀加大腹皮9g。二剂。

医案5

王某，男，11岁，安徽省全椒县水上运输社。

1977年7月20日初诊：面浮，体肿，皮肤发热，但着衣多，脉略数，舌苔白，舌尖略有红点。

附　片6g　麻　黄6g　细　辛6g　块茯苓12g
泽　泻12g　丹　皮6g　薏苡仁25g　萆　薢15g　二剂

医案6

许某，女，51岁，安徽省全椒县西门底砂石厂。

1979年8月10日初诊：西医诊断为尿毒症一月余，近日往返于南京和合肥就医，长途跋涉，以致发热、无汗。昨日服一片安乃近热较平，今日仍无汗发热，而苔白而脉浮，呈阳弱不足以鼓舞脉气也。微咳，咳痰带血，身肿，肢抖颤，平外即所以安内，麻桂真武法斟酌之，然人已危，若不用大法则难救矣。

麻　黄 10g　桂　枝 12g　炒白芍 15g　焦白术 15g

炙甘草 10g　苦杏仁 12g　云茯苓 15g　泽　泻 15g

薏苡仁 30g　姜半夏 12g　生　姜 10g　红　枣 7 个

仙鹤草 30g　茜　草 30g　四剂

五、水肿及其他

医案 1

李某，男，安徽省全椒县官渡。

1973年10月4日初诊：天阴则身肿，食纳不多，面色较暗，腰酸痛，汗较多，苔偏白，脉软，当从温法。

附　片 10g　细　辛 6g　白　芍 12g　当　归 10g

威灵仙 10g　秦　艽 12g　焦二术 12g　块茯苓 15g

陈　皮 10g　三仙各 10g　桑寄生 15g　泽　泻 15g

桂　枝 10g　干　姜 6g　三剂

10月19日二诊：上方服后，症状大减，肿已消。腰酸时有之，予上方，加威灵仙至13g、细辛至9g。三剂。

医案 2

姚某，女，36 岁，安徽省全椒县三圣公社八里大队前廖小队。

1974年2月20日初诊： 产后已十四年，自产后身体日渐消瘦，怯寒，头昏、头晕，全身浮，大便隔日一次，不多，尿后如不净又欲解已两年，脐腹部深压有微疼感，受凉则腹部不适，此乃肠中有陈积故也。苔薄白，舌尖边略有细小红点，脉小微实，当从下法。

生　军10g　夏枯草10g　藿　香10g　炒三仙各10g

火麻仁25g　炒枳壳10g　甘　草6g　陈　皮10g

桂　枝10g　块茯苓12g　车前子12g　滑　石12g　三剂

2月26日二诊： 服上方后大便所下甚多，心中大爽，食纳仍同前，近日感冒咳嗽，自觉心颤，舌绛少苔，舌尖多朱点，从前法出入。

炒二芽各12g　炒枳壳10g　生　军6g　滑　石12g

车前子12g　枇杷叶10g　贝　母10g　甘　草10g

荆　芥6g　北沙参12g　紫　菀10g　防风己各10g

块茯苓15g　木　通10g　川黄连5g　一剂

2月27日三诊： 昨日食鱼后今早脘嘈，予上方去北沙参、甘草、紫菀，加黄连2g。三剂。

3月2日四诊： 予上方去荆芥，加黄芩10g，柴胡10g。三剂。

医案3

居某，女，46岁，安徽省全椒县卫生局会计。

1974年12月1日初诊： 身面浮肿，右目充血，口干目涩，腹部常微痛，自觉疲劳甚，咽喉下如绳束状，晚间最剧，苔水白，脉小。

附　片10g　桂　枝10g　青龙齿21g　牡　蛎30g

川厚朴10g　紫　草10g　苏　梗10g　射　干10g

川黄连3g　块茯苓15g　干　姜6g　泽　泻12g

白　芍10g　佛　手12g　姜半夏10g　磁　石30g　三剂

医案4

汤某，女，36岁，安徽省全椒县磷肥厂家属。

1977年6月4日初诊：肾盂肾炎已十五年。腰痛，下肢不温，浮肿易汗，食纳时少时可，白带多，失眠多梦，苔白质淡，脉小弱。

附　片15g　桂　枝10g　炒白芍12g　焦白术12g

茯　神12g　泽　泻15g　丹　皮6g　大熟地12g

山萸肉10g　怀山药12g　夜交藤30g　合欢皮30g

远　志12g　四剂

医案5

储某，女，29岁，安徽省全椒县小集街道。

1974年7月7日初诊：尿时有疼感，尿常规检查：脓细胞（++），葡萄糖（+）。饮食如常，而消瘦且无力，舌尖绛无苔，脉小微数。脘嘈，一年前曾溢清水，今无之。腰有时酸，头昏，腹疼则欲大便，有时如失知觉。

胡黄连6g　天花粉12g　丹　参12g　丹　皮9g

生　地12g　黄　芩6g　葛　根9g　四剂

7月10日二诊：服上方第一剂时，腹疼下利较多且稀，黏液成丝状，溺已不疼后便不多，二日未解，今早解，腹已不痛。右侧颈部上发际有跳动感，舌尖微麻，舌绛减，稍有黄白色苔，脉浮微弦，左强于右也。予上方，去生地，加川羌活5g。三剂。

7月15日三诊：扁桃体发炎，有疼痛感，右颈部跳动已微少，左肋下尚有痛感。先左今右，以上即有之，未述及也，舌绛苔少，汗不多，从前法出入。

炒牛子9g　桔　梗9g　蒌　皮9g　柴　胡9g
牡　蛎21g　郁　金9g　黄　芩6g　胡黄连6g
荆　芥9g　丹　皮9g　丹　参12g　四剂

医案6

张某，男，47岁，南京市广东路。

1973年10月6日初诊：六月份诊断为尿道结石，腰疼，苔白质红。尿常规检查：红细胞（+++）。左肋部不适，周身作胀疼，脉浮稍软，汗少，睡眠不佳，血压高，头昏，便干。

附　片10g　细　辛10g　桂　枝10g　柴　胡10g
滑　石12g　金钱草60g　防　风10g　茯苓神各15g
海金沙15g　车前子12g　丹　皮10g　泽　泻12g
郁　金12g　仙鹤草30g　小　蓟15g　磁　石60g
牡　蛎30g　元明粉12g（分冲）　　　　四剂

医案7

赵某，男，38岁，安徽省全椒县蔡集公社在安大队大赵小队。

1974年4月24日初诊：梦遗已有十八年，每月三四次，苔偏水白，脉弱，下肢软，怯寒，少汗，胸闷，食少，大小便正常。

附　片10g	芡　实30g	金樱子12g	熟　地12g
炮内金10g	山萸肉12g	补骨脂12g	怀山药12g
焦白术10g	陈　皮10g	四剂	

医案8

齐某，男，30岁，安徽省全椒县襄河派出所。

1975年6月25日初诊：阳痿。下肢欠温而多汗，怯寒，苔偏白，尖质尚一般，食纳渐减，脉软无力。

附　片12g	白　芍12g	干　姜6g	炒甘草10g
砂　仁10g	炒三仙各10g	陈　皮10g	补骨脂12g　三剂

7月2日二诊：服上方后下午已不出汗，怯寒亦去，苔少，舌质转红，且尖有小朱点也，脉较有力，改用桂附地黄丸四两，每次服10g，一日三次。

7月8日三诊：下肢汗更多，苔较水白，脉软小，仍于煎剂。

附　片12g	白　芍12g	补骨脂12g	焦白术12g
仙灵脾12g	四剂		

陈某，男，34岁，安徽省全椒县汽车站司机。

1987年5月13日初诊：阳痿，身软乏力，舌苔少，质偏光红，脉弱微数，当从清导。大便干，常数日一解，腰酸头晕。

川黄柏 12g　苦　参 12g　生　军 10g　元明粉 10g

枇杷叶 15g　火麻仁 30g　炒枳壳 12g　川续断 15g

怀牛膝 30g　二剂

5月15日二诊：方后得大便数次，曾夹血也。苔硌白，质同前，上方去元明粉，加丹皮12g，附片10g，细辛8g，桑寄生30g，加苦参至20g。三剂。

5月18日三诊：如今又二三日未大便，舌苔少，舌质偏光红，左脉寸关较弱，尺脉强，右脉则皆较数也。第一方续服，加川黄柏至15g、苦参至15g，加丹皮12g，炒二芽各15g。三剂。

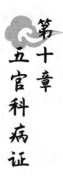

第十章 五官科病证

一、耳鸣、耳聋

医案 1

魏某，男，41岁。

1977年8月29日初诊：左耳失聪，西医诊断为耳膜积水，抽出积液后好转，过时即如故。苔偏水白，稍腻，脉较软，腰时酸痛，予治疗效颇佳，尚未痊愈。

附 片 15g	青龙齿 30g	牡 蛎 30g	磁 石 30g
块茯苓 15g	泽 泻 12g	炒甘草 6g	防 风 10g
姜半夏 12g	炒白芍 12g	焦二术 12g	细 辛 8g　四剂

医案 2

李某，42岁，安徽省全椒县十字大队小韦庄。

1973年6月1日初诊：耳鸣、头痛、失眠一年多，久治不愈，有时甚剧。苔白较甚，舌尖红较深，五更自汗，腰酸软，脉软小，当以温潜为主。

附 片 10g	磁 石 30g	牡 蛎 30g	苍耳子 10g
夏枯草 10g	丹 皮 10g	茯苓神 30g	远 志 10g

夜交藤 30g　合欢皮 15g　三剂

6月6日二诊：症状去大半，再续二剂，加磁石 30g、泽泻 15g。

6月11日三诊：服上方后，又服他药二剂，方为：

白　术 10g　陈　皮 3g　川厚朴 6g　合欢皮 10g

谷　芽 10g　法半夏 12g　薏苡仁 15g　茯　神 20g

鸡内金 10g　四剂

6月18日四诊：据述服上方后食纳较增，而头痛、耳鸣加剧，食不甘，汗多，苔水白，舌尖有朱点，脉软。

附　片 12g　土龙骨 90g　牡　蛎 60g　磁　石 60g

合欢皮 30g　白　芍 15g　夜交藤 30g　胡黄连 5g

熟酸枣仁 15g　柏子仁 15g　珍珠母 30g　五剂

6月29日五诊：上治颇愈，今又发作，耳鸣同前，多梦，汗不多，脘闷微痛，有时脱肛，腰微痛，苔白较甚，舌尖质红亦深，脉浮，感外邪矣，法当兼顾。

细　辛 8g　防　风 10g　苍耳子 12g　川厚朴 10g

焦二术 12g　附　片 10g　牡　蛎 30g　丹　皮 10g

山　栀 10g　块茯苓 15g　青陈皮 10g　胡黄连 3g

龙　齿 15g　二剂

7月3日六诊：耳鸣已十去其八，已不脱肛，苔白大减，头稍昏，胸痛、腰痛除，食纳亦佳，苔根薄白，尖质红。

龙　齿 15g　牡　蛎 30g　夏枯草 10g　苍耳子 10g

块茯苓 15g　泽　泻 12g　附　片 10g　丹　皮 10g　五剂

7月8日七诊：症状告愈，食后脘稍有痛感，动则头晕，苔白尖红，脉软小。

胡黄连 5g　黄　芪 12g　附　片 10g　白　芍 10g

三仙各 10g　夏枯草 10g　鸡内金 10g　干　姜 6g

块茯苓 12g　陈　皮 10g　五剂

医案 3

谷某，女，51岁，安徽省含山县清溪佛慧寺边旁小戏院。

1973年9月9日初诊：两耳鸣轰轰然，曾患外疾（耳前）烂破耳联，五官科检查为：两耳鼓膜紧张性穿孔。现全身尤其胸部作烧，项后酸痛，恐非补修不能愈也。

附　片 12g　青龙齿 30g　牡　蛎 60g　磁　石 60g

苍耳子 12g　白　芍 12g　五剂

9月15日二诊：身体已不觉发烧，项酸亦愈，情况颇见好转，耳渐能听见，再续上方。五剂。

医案 4

金某，男，38岁，安徽省含山县清溪公社佛慧大队汪小店。

1987年6月2日初诊：患者十年前被火药震伤左手后右耳失聪，虽能听声，不能辨其云何，今则影响左耳，比右耳更甚，平素两耳轰轰然。右耳用助听器尚可听出人之语，而左侧不能。能纳亦能睡，并喜睡也，但梦多，汗较易出。舌苔薄白，舌尖之两边有瘀色，脉较弱，从桂枝加龙牡法。

附　片 20g　桂　枝 15g　炒白芍 15g　当　归 15g

川　芎 12g　党　参 15g　炙黄芪 15g　焦白术 20g

炙甘草 10g　干　姜 10g　磁　石 40g　龙　牡各 30g 三剂

二、鼻渊

医案 1

彭某，女，34 岁，安徽省全椒县陈浅公社长春大队中间小队。

1974年3月16日初诊：鼻塞并流绿色浊涕，左眉棱骨疼痛甚剧，且头晕、心悸，胃脘板滞，五更自汗，不思饮食，腰痛，苔白，脉细。

附　片 12g　桂　枝 10g　辛　夷 10g　白　芷 10g
苍　术 10g　苍耳子 10g　防　风 10g　法半夏 10g
干　姜 6g　　二剂

3月21日二诊：服上方后症状好转，再予上方二剂。

4月13日三诊：鼻中已无绿涕，头疼亦甚微，故停药多日。曾食老母鸡一只，后食纳不思，胸中作阻，有时痛如针刺，汗多，遍身浮肿。予上方加焦山楂12g，神曲10g，炒莱菔子10g，陈皮10g，姜川厚朴10g，砂仁6g，蔻仁6g，二剂。

8月12日患者后因他病前来就诊，自服4月13日方后，各症皆愈，至今未复发。

医案 2

王某，女，59 岁，安徽省全椒县小集公社胡陈大队佘庄小队。

1975年1月2日初诊：头昏、头疼数月，鼻多清涕，苔白腻，脉濡小，无汗，脊背疼牵至项，眠浅。

附　片10g　焦二术12g　苍耳子10g　胡黄连3g

细　辛8g　陈　皮10g　川厚朴10g　姜半夏10g

桂　枝10g　川　羌10g　白　芷8g　块茯苓15g

生　姜10g　三剂

1月7日二诊：症状较轻减。苔白尖仍红，左肋疼，腰酸，予上方加泽泻12g，胡黄连3g，青龙齿21g，牡蛎30g，丹皮10g，苍耳子3g，夜交藤30g。四剂。

1月21日三诊：行走震动则头昏，静坐则无，腰酸僵，项背间不适，无汗。苔白脉软，睡眠不佳，食不甘。怕听声响，闻之则心悸。再于第一方加当归10g，川芎10g，龙牡各30g。三剂。

1月29日四诊：症又轻减。头痛以手压之，则鼻中不适作胀，流黄涕，心悸，苔水白甚，脉濡弱。

附　片12g　桂　枝10g　细　辛10g　白　芷6g

姜半夏10g　川厚朴10g　苍耳子15g　块茯苓12g

泽　泻12g　焦二术12g　干　姜10g　青龙齿15g

牡　蛎30g　四剂

2月5日五诊：头已不痛，鼻涕已少，项两侧僵强，苔薄白，脉较浮软，眠浅，腰酸。加桂枝至13g、加龙齿至25g，加酒黄芩4.5g，夜交藤30g，合欢皮30g，柏子仁15g，熟酸枣仁15g，川续断12g，丹皮10g，苍耳子3g，牡蛎30g，减附片至9g。四剂。

2月26日六诊：症状均又减轻，再续上方四剂。

三、鼻衄

荮某，女，19岁，安徽省全椒县西门。

1972年9月2日初诊：常鼻衄，每月若鼻衄则经期提前二三日，如未鼻衄则二十余日即潮，汗多，苔硗，质黄腻，舌绛多朱点，脉弱，面色萎黄，便干，三日未解，头晕，今正衄血未止，不得专于清寒之品。

附　片12g　生龙牡各30g　磁　石60g　仙鹤草30g
茜　草15g　黄　芩10g　生　军12g　夏枯草10g
枇杷叶12g　北沙参12g　生　地15g　甘　草10g　一剂

9月3日二诊：鼻衄已止，月经已来，头昏已愈，腰尚微酸，大便已解，予上方，减生军至12g，加郁金12g。二剂。

9月5日三诊：鼻衄未作，大便一日一解，食纳已增，精神亦振，面色转红，再予上方，减附片至9g。二剂。

朱某，女，18岁，安徽省全椒县印刷厂。

1975年1月19日初诊：常发鼻衄，四五岁即有之。苔偏白，脉软，大便隔日一解，便干甚少。

附　片10g　白　芍12g　磁　石60g　青龙齿30g
牡　蛎30g　仙鹤草30g　茜　草15g　黄　芩6g
生　军10g　甘　草10g　阿　胶30g　四剂

1月26日二诊：服上方后至今未衄，脉小，苔薄白质红，舌尖有朱点。再予上方加黄芩至8g，加胡黄连5g、侧柏炭12g。
四剂。

医案3

杜某，男，34岁，安徽省全椒县大山林场。

1987年4月11日初诊：鼻衄已久，十岁时即有之，衄时头昏，舌绛无苔，脉弱数，当清之。

黄　芩12g	牡　蛎30g	山　栀15g	射　干15g
血余炭20g	地榆炭30g	茜　草30g	仙鹤草30g
甘　草15g	三剂		

4月16日二诊：鼻衄最近仅有一次，量甚少，服方后头昏、头痛约一小时，并作呃、食少。苔薄白，质较红，脉较弱，上法出入。

附　片12g	龙牡各30g	代赭石20g	石决明30g
姜半夏12g	川厚朴12g	炒白芍15g	珍珠母30g
仙鹤草30g	茜　草30g	血余炭20g	焦山楂15g
枇杷叶15g	川黄连10g	甘　草12g	三剂

四、牙痛、牙衄

医案1

李某，女，安徽省全椒县赤镇张坂小队。

1974年11月28日初诊：左上臼齿疼痛剧烈，痛及右侧头部，苔水白，尖质嫩红，脉软，心慌，食少，食后呕吐，有时饮水亦吐。腰疼，左肋下吸气则两肩亦疼，右侧为重，手不能举，天阴加甚。无汗，大便四日未解，前曾下利。

附　片10g　桂　枝10g　防　风10g　块茯苓15g

龙　牡60g　苍耳子12g　泽　泻15g　当　归10g

干　姜4.5g　姜半夏10g　炒吴萸8g　黄　芩6g

丹　皮10g　三剂

12月4日二诊：症状告愈，食甚甘，白带多，大小便正常，予上方加杏仁10g，贯众12g，加块茯苓至21g、泽泻至21g。三剂。

医案2

江某，男，26岁，安徽省全椒县石沛大季江楼队。

1977年6月10日初诊：自去年春始上下牙龈出血，今年加重，苔白较甚，脉浮软，便少，纳尚可，口干不饮食，饮多。

附　片12g　桂　枝10g　炒白芍12g　白　术12g

龙牡各30g　干　姜8g　茯　苓15g　炙甘草6g

芦　荟6g　三剂

嘱忌生冷。

医案3

夏某，男，29岁，安徽省全椒县黄栗树电灌站。

1977年9月15日初诊：下牙龈经常出血，夏天为剧，曾在多所医院进行治疗，盖已八年，共服中药数百剂。现人瘦，周身无力，常头痛、头昏，腰酸，周身稍劳即痛，夜眠多梦。苔黄腻，脉较软数。

黄　芩 10g　夏枯草 21g　苍耳子 12g　牡　蛎 30g

茯　神 15g　柏子仁 15g　磁　石 60g　枇杷叶 12g

炒二芽 12g　薏苡仁 24g　仙鹤草 30g　茜　草 15g

丹　皮 10g　丹　参 15g　生甘草 10g　五剂

9月25日二诊：上方服八剂后，十天中仅出一次血，精神亦佳，但腰痛未减，喜睡眠，苔转白，脉大致同前。

附　片 12g　丹　皮 10g　仙鹤草 30g　磁　石 30g

夏枯草 15g　干　姜 6g　炒白芍 15g　甘　草 6g

牡　蛎 30g　五剂

五、咽痛

医案 1

王某，男，34 岁，安徽省滁县铜矿钳工。

1974年6月20日初诊：咽喉干痛，如有物阻，有碍吞咽，诉左侧咽喉生一小颗粒，后服六神丸而消去，今则右侧发作，症状较重，有结核状，扪及作胀痛，终日干燥，必以水润之，以致饮水不息。舌红不绛，脉较软，有汗。

青龙齿 15g　附　片 10g　枇杷叶 12g　炒牛子 10g

射　干 12g　元明粉 18g　牡　蛎 30g　紫　草 10g

甘　草 10g　桔　梗 10g　三剂

医案 2

李某，男，40 岁，安徽省全椒县古河中学校长。

1974年7月16日初诊：咽喉疼痛三日，舌肿，言话不利，进食困难，两腮亦肿并有麻感，两目有红翳，汗多，下肢酸软，呃逆频频。

　　附　片10g　法半夏10g　青龙齿15g　牡　蛎30g

　　磁　石30g　甘　草10g　射　干10g　陈　皮10g

　　白　芍10g　苏梗子各10g　干　姜2g　一剂

　　7月17日二诊：症状全面减轻，苔仍水白，脉仍小。予上方加附片至13g、法半夏至13g、干姜至4g、青龙齿至21g，加公丁香3g。一剂。

医案3

　　邓某，女，35岁，江苏省南京长江大桥四处。

　　1985年12月4日初诊：咽中不适，曾生息肉，经西医穿刺等法治愈，但总不适也。今面色微暗舌苔白，舌尖红，有细小红点，脉较浮有数意，咽中痒有微咳，大便虽少而不干。温以宣之，苦以清之为法。

　　麻　黄8g　桔　梗12g　甘　草15g　姜半夏12g

　　炒牛子12g　射　干15g　蝉　蜕10g　山　栀12g

　　川黄连6g　三剂

　　12月12日二诊：上方服后佳，人未来，求再服上方。二剂。

医案4

　　徐某，男，38岁，安徽省全椒县谭墩公社团结大队高岗生产队。

1987年5月13日初诊：慢性咽炎已有两三年，今春开始较严重，大便有时隔日一解，且较干而不难解。舌苔偏白，脉较浮软，有时易汗，法当温潜佐以解表。

桂　枝 12g　　附　片 12g　　防　风 12g　　桔　梗 12g

炒牛子 15g　　射　干 15g　　炙甘草 10g　　龙牡各 30g

炒白芍 15g　　炒枳壳 12g　　三剂

5月15日二诊：症状较减，苔薄舌质较红，脉浮数。上方去桂枝、附片，甘草生用，加枇杷叶 15g，芦根 20g，僵蚕 15g。三剂。

5月19日三诊：饮食佳，但齿痛，舌苔少，质红，脉数微浮。上法出入。

防　风 10g　　炒牛子 12g　　射　干 15g　　甘　草 12g

桔　梗 10g　　炒枳壳 12g　　生　军 10g　　黄　芩 10g

山　栀 12g　　元明粉 10g　　芦　根 15g　　紫　草 12g　　三剂

六、其他

医案 1

刘某，女，12 岁，安徽省全椒县城东医院医师侄女。

1975年夏季初诊：自幼即经常挤眼，自不能禁，虽父母打骂亦不能止，舌苔偏白，脉浮软，以温潜法为主，祛风为佐，盖虚阳上越而与风交会故也。

附　片 10g　　龙牡各 30g　　防　风 10g　　三剂

缪某，女，54岁，安徽省全椒县秋玉桥旁故南城边。

1972年12月28日初诊：昨夜自笑，早起亦然，丈夫问其为何发笑？答曰："不知。"现脘嘈，不能食，溺深黄，脉细数，舌红绛少苔。为心火妄动之兆也，当以清心为法。

熟酸枣仁 15g　柏子仁 15g　胡黄连 10g　山　栀 10g

紫　草 10g　枇杷叶 10g　朱茯神 60g　二剂

附记：1973年1月1日走访其子，自服方后，即未再发笑。苔硗白，脉平，已如常人。

谭某，男，45岁，安徽省滁县乌衣粮站。

1975年11月3日初诊：今年七月因发洪水浸于水中整两日两夜后，左眼突然失明。半月后，目见白光如电灯光状，作忽闪状，近一个半月来，常放绿光，瞳孔模糊，左眼为甚，右眼亦甚差，倒水入盆皆失准，半皆泼于盆外，白睛两目皆稍充血，下肢欠温，大便时而干燥，舌偏光红（较深），舌尖边略有不太明显之小红点，脉较数。

草决明 24g　石决明 30g　珍珠母 60g　紫　草 10g

甘　草 12g　川牛膝 12g　牡　蛎 60g　生　军 60g

元明粉 10g　川黄连 6g　桑　叶 12g　七剂

王某，女，34 岁，江苏省南京公务段。

1990年4月8日初诊：面多黑斑，易汗出，自觉心脏跳动，食纳少，大便溏、次数多三年余，服西药无效，两臂痛，腿酸，苔白薄，舌尖较红，脉细小，予附子泻心汤法治之。

附　片 20g　桂　枝 12g　黄芩连各 10g

炒三仙各 12g　防　风 12g　寄　生 30g　当　归 12g

川　芎 12g　炒白芍 15g　焦二术各 15g

炙厚朴 12g　姜半夏 15g　二剂

5月1日二诊：症状有减，饮食较佳，近来左肋下时刺痛，上方加丹皮 12g，桃仁 15g，连翘 15g，熟酸枣仁 15g，怀牛膝 20g，薏苡仁 30g，防己 12g，去川芎、当归，加桂枝至 15g。四剂。

5月20日三诊：症状皆有所减，面上斑痕已少，汗出亦较减，舌质红少苔。

附　片 15g　桂　枝 12g　黄芩连各 10g　连　翘 15g

熟酸枣仁 15g　怀牛膝 20g　薏苡仁 30g　丹　皮 12g

防风己各 12g　墨旱莲 20g　炒三仙各 12g　赤小豆 30g

四剂

医案 5

周某，女，43 岁，安徽省全椒县驻界首公社杨庄某部队。

1974年5月24日初诊：唇及舌尖边皆溃烂，口中黏液多，头昏耳鸣，四肢抽筋酸痛，手指骨节肿痛。苔薄白，因舌溃烂而饮食、言语痛苦不堪。去冬十月发剧，今春又发，至今未愈。脉小弱，汗易出，汗后又怯寒，睡眠亦不佳，舌尖多朱点，大便二三日一解，干甚，月余来不思饮食，自觉体无力则口疮剧，多恶梦。脉细小。

附　片10g　桂　枝10g　龙牡各30g　胡黄连8g

黄　芩8g　丹　皮10g　紫　草10g　全　蝎8g

块茯苓15g　炒二芽各5g　干　姜5g　甘　草6g

磁石30g　　元明粉12g（另包分冲）　　　三剂

5月29日二诊： 上方服后，症状十去七八。服方时，大便日行三四次，今已正常。脉弱小，苔白，上方去元明粉、龙骨，加青龙齿21g。三剂。

6月11日三诊： 几近痊愈，唯停药时唇舌有轻微溃烂。自谓着凉后头即昏、疼，不思食，身浮肿，苔较白，脉浮软。予上方去紫草，减黄芩至5g、黄连至5g，加防风10g，防己10g，块茯苓15g，薏苡仁30g。三剂。

医案6

童某，男，17岁，安徽省全椒县西门前进街36号。

1974年9月2日初诊： 舌下突出一横条，如小舌状，食有痛感，肢软无汗，已三日未大便。苔薄白，质红有小朱点，脉浮。

荆　芥10g　防　风10g　炒牛子10g　胡黄连10g

元明粉15g（另包分冲）　　　一剂

9月3日二诊：今日脉平，苔白尖有朱点，表已解。

附　片 12g　龙牡各 30g　胡黄连 8g　干　姜 3g

一剂

9月4日三诊："小舌"即将隐去，苔白去，舌尖有朱点。

黄　芩 10g　胡黄连 10g　块茯苓 15g　泽　泻 15g

连　翘 10g　金银花 24g　甘　草 12g　二剂

9月7日四诊："小舌"更平，但尚未痊愈。

再予上方，二剂。加炒牛子 10g。

医案 7

郭某，男，46 岁，江苏省南京汽车制造厂。

1977年8月12日初诊：咽中如有所阻，但食纳无碍，有时咽部稍出紫色瘀血，情绪冲动则口气臭恶，苔偏水白，脉细小，目花头昏，大便干少，纳少。

附　片 12g　桂　枝 6g　青龙齿 25g　牡　蛎 30g

射　干 12g　火麻仁 30g　郁李仁 25g　石决明 30g

珍珠母 30g　六剂

医案 8

王某，女，63 岁，安徽省全椒县马厂山根王。

1988年5月27日初诊：甲状腺肿已十多日（肿块大小：3cm×3cm）。舌苔薄白，脉较弦。

昆　布 15g　海　藻 15g　制香附 15g　夏枯草 20g

柴　胡 12g　连　翘 15g　郁　金 15g　牡　蛎 30g

炮山甲 12g　醋炙鳖甲 30g　四剂

6月2日二诊：肿块较消，初服第一剂时，臂上起疱，第二剂后即平复。今舌质红，无苔，脉小弱数，人软，上方加黄芩10g，炒枳壳10g，紫草12g，金银花20g，连翘改用20g。三剂。

6月7日三诊：服上方后无不适，饮食正常，舌质仍偏红，苔磁。上方加黄药子20g，川芎12g，加昆布至20g、海藻至20g。四剂。

6月27日四诊：停药多日，情况大致同前。舌质较红，微有磁白苔，脉较浮数，饮食一切皆如常，上方去香附，加防风12g。四剂。

8月27日五诊：停药已两个月，肿块大致同前，舌质偏红少苔，脉较浮数，上法增损之。

昆　布 20g　海　藻 20g　黄药子 20g　连　翘 18g

夏枯草 20g　黄　芩 12g　柴　胡 10g　枇杷叶 15g

牡　蛎 30g　炮山甲 10g　桔　梗 12g　生　军 10g

炒枳壳 12g　四剂

9月8日六诊：肿块消减，大便日二次，饮食如常，唯药后人软，便作黑色。舌质略偏红，苔少，脉弱而有数意，上方续服。生军减至6g。四剂。

9月17日七诊：病情稳定，舌质红。上方去昆布、海藻、生军，加龙胆草12g，泽泻20g，山栀12g。四剂。

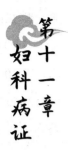

一、月经不调

医案 1

余某，女，24岁，安徽省全椒县白酒公社大张大队小张生产队。

1972年10月29日初诊：月经后期，均为四十日至六十余日一至，来时腰部酸疼，色紫多瘀块，白带颇多，纳呆，多汗，结婚两年未孕，脉软苔白。证属寒凝血滞，当温化之。

附　片12g　桂　枝10g　丹　皮10g　当　归10g

川　芎10g　桃　仁12g　红　花10g　干　姜8g

白　芍12g　焦白术12g　二剂

11月22日二诊：月事提前三日而至，腰酸痛甚微，白带亦少。再予上方加附片至15g，加元胡10g。二剂。

医案 2

孔某，女，42岁，安徽省全椒县谭墩中学。

1972年11月26日初诊：月经来一月未净，经色红，多则作紫色，苔偏白，少腹痛，痛作绵绵然，脉软小如无。

党　参12g　附　片10g　炒白芍12g　当　归10g

川　芎10g　白　术12g　红　花10g　桃　仁10g

元　胡10g　干　姜6g　二剂

11月30日二诊： 初服方后经量加多，昨日已少，今更少矣。苔白去，舌尖稍有红点，予上方，去附片、干姜、延胡索，加丹皮10g、郁金10g。二剂。

12月5日三诊： 经已止，腹部尚有微疼，苔薄白，舌尖有朱点，脉软小。

附　片10g　白　芍12g　胡黄连5g　干　姜6g　二剂

医案3

金某，女，28岁，安徽省滁县印刷厂工人。

1973年7月14日初诊： 结婚五年不孕，月经延期，每三十多天至四十多天一潮，潮前十日即面部胀满，前三四日即腰酸，平时腰亦酸。冬天怕冷，近日汗多、怯风，脉浮软，苔薄质偏红，经常头昏，欲睡也，溺黄。

附　片9g　郁　金15g　桃　仁15g　红　花9g

黄　芩9g　柴　胡9g　夏枯草15g　炒枳壳9g

佛　手12g　甘　草9g　块茯苓15g　丹　皮9g

泽　泻15g　当　归9g　白　芍12g　四剂

医案4

候某，女，20岁，安徽省全椒县卜集公社峨眉大队大候小队。

1974年7月3日初诊： 月经常提前，有时十几日或二十几日一至，继之二十几日乃至一个多月不净，现淋漓一个多月未净苔白在根部，舌尖淡红光滑有朱点，有裂纹，头痛，腰疼，脘泛水，汗多，白带多，脉小。

附　片10g　当　归10g　川　芎10g　党　参10g

桃　仁10g　红　花10g　丹　皮10g　川续断12g

块茯苓15g　焦白术10g　贯　众10g　二剂

医案5

黄某，女，33岁，安徽省全椒县小集公社创造大队大殷小队。

1974年8月4日初诊： 患者经潮十八日未净，色微紫，苔白较甚，脉小。

附　片12g　青龙齿21g　牡　蛎30g　乌　梅10g

艾　叶6g　阿　胶15g　当　归10g　仙鹤草30g

茜　草15g　白　芍12g　党　参12g　炒干姜6g　三剂

8月10日二诊： 上方服后，经未止但量少矣。予上方，加柴胡10g，桂枝10g，去乌梅。四剂。

8月14日三诊： 经仍未止，舌色转光红，脉较数矣。

棕　炭15g　党　参12g　黄　芩8g　丹　皮10g

仙鹤草30g　茜　草15g　阿　胶15g　青龙齿24g

牡　蛎30g　乌　梅12g　地榆炭60g　侧柏炭21g

柴　胡6g　升　麻10g　血余炭12g　三剂

医案6

刘某，女，49岁，安徽省全椒县药材公司。

1974年8月8日初诊：患者经行十几日未净，月经初期经色紫，中期变红，后期色复紫。昨晚腹痛甚剧，汗多，口干多唾，体浮肿，溺少，脉小苔白。此为水血相结，阳虚不足摄血使然，温阳利水，经当自止。

附　片12g　桂　枝10g　块茯苓15g　炒白术12g

泽　泻12g　陈　皮6g　党　参10g　黄　芪12g　二剂

8月10日二诊：月经将净，右腹近肋下时有疼痛，浮肿略减，汗多手心热，不思饮食，脉小苔仍偏白。再予上方加薏苡仁30g，茯苓6g，泽泻6g，杏仁10g，防风10g。三剂。

医案7

黄某，女。

1977年6月9日初诊：经量多，自从放置宫内节育器后，月经增多且伴血块，牙龈每日出血两次，体软，纳差不香，小便黄，脉软小，心悸，苔白少质偏红。

龙牡各10g　仙鹤草30g　甘　草8g　柏子仁15

侧柏炭21g　黄　芩8g　川　断15g　丹　皮6g

茯　神21g　三剂

医案8

陈某，女，22岁，安徽省全椒县武岗谷费松庄。

1977年6月18日初诊：婚后两年未孕，月经后期已有半个月，经行时腰酸。经常脘嘈，但不泛水，纳食不香，大便硬，时隔日一次。今经行二日色紫暗有块，脉弱略数，苔硗质红，舌尖多朱点。

川黄连6g　丹　皮10g　桃　仁12g　红　花12g

炒枳实6g　栀　子10g　泽　泻15g　柴　胡10g

枇杷叶12g　独　活10g　火麻仁30g　二芽各12g　四剂

6月23日二诊：经已净，脉软小，脘仍嘈，再予上方加炒吴萸3g，云茯苓15g，去桃仁、红花。四剂。

7月18日三诊：昨日月经如期来至，色鲜紫，血块减少，脉浮略数，苔硗质红，舌尖有瘀色，大便不干，头痛。

柴　胡10g　丹　皮6g　黄　芩6g　甘　草6g

党　参12g　当　归10g　丹　参10g　块茯苓12g

红　花10g　赤　芍10g　火麻仁30g　夏枯草15g

五剂

另服黄连素片6片。

医案9

崔某，女，已婚，安徽省全椒县东王公社。

1977年6月22日初诊：患者经前腰腹痛，已净而痛不止，经量少色淡，四年前曾生育一子，汗多、头痛，心悸。苔根白腻，舌前大半较光红，脉浮洪数，为虚而有热之征，但亦未离外寒也。

附　片12g　桂　枝10g　党　参12g　当　归12g

川　芎12g　白　芍15g　丹　参12g　丹　皮12g

川续断21g　香　附10g　三剂

6月27日二诊：腹已不痛，腰仍痛，心悸如前，苔花白腻，舌尖质红，脉软。上方加茯神21g，柏子仁15g，远志10g，薏苡仁30g，泽泻15g，龙骨30g，牡蛎30g，减附片3g、桂枝3g。三剂。

医案10

童某，女，34岁，安徽省全椒县药材公司。

1987年9月13日初诊：患者月经提前十日许，来时不畅，色多紫瘀，十日始净，白带中夹有血丝。苔偏水白，脉细弱，食纳较少，面色苍白，人瘦，腰酸，头时晕。当温调之。

附　片15g　桂　枝15g　炒白芍25g　焦白术25g

当　归15g　川　芎12g　制香附18g　党　参20g

大熟地25g　川续断20g　红　花15g　龙牡各30g

炙甘草12g　四剂

二、痛经

医案1

徐某，女，42岁，安徽省全椒县黄庵街道。

1974年6月11日初诊：月经以往正常，但近数月来周身不适，来时腹痛，有时甚剧，今次来五十余日未净。苔碎少，脉小弱，少腹痛更甚，有时恶寒发热。

白　芍15g　党　参10g　柴　胡8g　当　归10g

艾 叶6g 甘 草10g 藿 香10g 元 胡10g

红 花10g 四剂

医案2

唐某，女，48 岁，安徽省全椒县粮站。

1974年12月25日初诊：服避孕药后月经二三年未潮，鼻
衄，是经气上逆行也。手麻，脘阻胀则头晕，稍感凉则然，四
肢无温，大便三四日一解，不干不稀，天明汗大出，苔白，脉
小弱。

附 片12g 桂 枝10g 陈 皮12g 川厚朴10g

当 归12g 红 花12g 川 芎10g 炙香附10g

鸡血藤21g 白 芍12g 炒三仙各9g 熟 军10g

干 姜10g 五剂

1975年1月19日二诊：上方后食增，汗已止，脘阻轻减，头
晕亦大减，四肢渐回温。苔仍偏白而硗，质略红，脉软小，再
予上方，将熟军改用生军，加元明粉10g。三剂。

3月1日三诊：自觉痊愈，已停药一个月，近日来不欲食，
汗欲出，四肢不温，苔白略有细小红点，脉小弱。

附 片10g 桂 枝10g 陈 皮10g 姜半夏10g

党 参10g 白 芍12g 干 姜8g 炒三仙各9g

胡黄连5g 三剂

医案3

刘某，女，27 岁，安徽省全椒县石沛公社高井大队大殷刘

小队。

1975年3月24日初诊： 昨日经来，腹部及会阴处疼痛，有血块如肉团状物。苔硗少，质红尖较甚，脉较数，心中感到难过，胃中作翻，头晕。

枇杷叶 10g	紫　草 10g	柴　胡 6g	法半夏 6g
丹　皮 10g	丹　参 12g	川黄柏 10g	川黄连 5g
怀牛膝 21g	桃　仁 12g	红　花 12g	当　归 10g
夏枯草 12g	黄　芩 6g	茺蔚子 15g	郁　金 15g
甘　草 10g	忍冬藤 30g	四剂	

6月28日二诊： 上方服后至五月，月经来前诸症皆消，仅有瘀块少许。今四十余日未潮，有恶阻感，脉较弱，尺脉略有代状，颇有孕征，嘱暂勿药观之。

医案4

张某，女，24岁，安徽省全椒县城东公社长安大队老营小队。

1975年7月7日初诊： 月经素来提前四日左右，色如屋漏水，腹痛腰酸，皆正来时有之，痛作阵发剧烈。苔水白较甚，脉软小，汗多，平时白带不多，食纳无味，量少。

附　片 12g	白　芍 12g	桂　枝 10g	当　归 10g
川　芎 10g	红　花 10g	制香附 10g	丹　皮 6g
桃　仁 12g	焦白术 12g	党　参 12g	陈　皮 10g
柴　胡 10g	炒甘草 6g	干　姜 10g	三剂

7月10日二诊： 症状皆减轻，纳增，血色已红。再续上方，

加川续断12g。三剂。

三、崩漏

医案 1

孔某，女，42岁，安徽省全椒县谭墩公社中华大队。

1973年11月26初诊： 经行一月未净，经色多作紫色。苔偏白，少腹部痛，绵绵然，脉软小若无。

党　参12g　附　片10g　炒白芍12g　当　归10g

川　芎10g　白　术12g　红　花10g　桃　仁10g

元　胡10g　干　姜6g　三剂

11月30日二诊： 初服上方后月经量加多，昨日已少，今更少矣。苔白去，舌尖稍有红点，予上方去附片、干姜、元胡，加丹皮10g，郁金10g。二剂。

12月5日三诊： 经已止，腹部尚有微痛，苔薄白，尖有朱点，脉软小。

附　片10g　白　芍12g　胡黄连5g　干　姜6g　二剂

医案 2

陈某，女，45岁，安徽省全椒县南屏公社五星大队老金小队。

1975年10月20日初诊： 经来五十余日，淋漓不净，忽多忽少，苔根白稍腻，舌尖偏红，脉软，食仅碗许，不食亦可，不知饥也。汗多，腰酸胀，少腹部时抽痛，胸闷，以太息为快。

附　片12g　炒白芍15g　丹　皮10g　仙鹤草30g

茜　草15g　地　榆30g　血余炭12g　侧柏炭15g

龙牡各30g　炒干姜6g　炒三仙各10g　法半夏12g

陈　皮10g　四剂

11月9日二诊：出血已止，白带多，胸闷亦较可，腰酸有时有之，大腿酸痛，舌尖边多小红点。予上方加桑寄生15g，贯众12g，全蝎5g，川黄连6g，紫草10g，减附片至6g、干姜3g、半夏至6g，去陈皮。三剂。

医案3

单某，女，29岁。

1977年10月12日初诊：此次月经行四日止，继而又来八日未净，淋漓不已，有血块，苔根白较甚，舌前段偏红有小朱点，脉软，食佳。时少腹坠，汗易出，左小腹时痛，白带多。

附　片12g　桂　枝10g　黄　芩6g　川黄柏8g

白　术10g　丹　皮8g　红　花12g　茜　草15g

当　归10g　贯　众15g　二剂

医案4

张某，女，16岁，安徽省全椒县白酒公社大张大队小杨小队。

1987年6月15日初诊：此为月经第五次来潮，第一次月经量极少，第二次淋漓半个月才净，第三次来色如屋漏水，淋漓不净。今日查血常规：血红蛋白10g/dL，白细胞4100/mm³，血小板79000/mm³，中性粒细胞59%，淋巴细胞41%。舌苔薄白，质偏红，脉浮数，从经方治法。汗较易出，食则有之也。

附　片15g　桂　枝12g　防　风12g　龙牡各30g

党　参15g　炙黄芪15g　柴　胡12g　炒白芍15g

焦白术15g　当　归12g　炙甘草10g　仙鹤草30g

茜　草30g　地榆炭30g　生　姜8g　三剂

6月19日二诊：经期尚有十日许，上方续服，四剂。

四、经前期紧张综合征

医案1

蒋某，女，23岁，安徽省全椒县坝王塘附近。

1973年10月23日初诊：月经来潮或推迟或提早十日，今早经潮，腰酸疼痛，咳嗽，周身不适，每经来皆如此，经色紫，三四日可净，苔白尖光红，有朱点，脘嘈，甚则溢水，脉软小，下肢不温，易汗出，前数日白带甚多，腰痛亦较以往为剧。

附　片10g　麻　黄6g　桂　枝10g　川黄连5g

山　栀6g　丹　皮10g　桃　仁12g　红　花12g

当　归10g　川　芎10g　块茯苓12g　焦白术12g

茺蔚子12g　二剂

12月26日二诊：上方两剂后，周身不适、下肢不温及汗出均愈，脘嘈及腰腹疼痛亦十去七八，咳嗽减半，苔仍偏白，稍腻，舌尖端红较甚，脉浮小微数。

附　片10g　桂　枝10g　麻　黄10g　白　芍12g

紫　菀10g　甘　草10g　川黄连5g　山　栀6g

丹　皮 10g　红　花 12g　桃　仁 10g　当　归 10g

川　芎 10g　元　胡 12g　块茯苓 15g　干　姜 6g　　三剂

医案 2

江某，女，25岁，安徽省全椒县谭墩公社马山大队大殷藩。

1974年3月18日初诊：左乳胀微痛，月经总提前数日来潮，腰酸痛，来时则更甚，腹部在经前二日即疼痛，苔硗，质偏红有朱点，经前脘嘈，经来五日始净，量较多。

佛　手 12g　郁　金 12g　桃　仁 12g　红　花 12g

丹　皮 10g　川黄连 6g　黄　芩 6g　柴　胡 10g

炒枳壳 10g　甘　草 10g　茺蔚子 15g　三剂

8月8日二诊：上方服后颇佳，遂停药，月经总提前数日而潮，来前半月乳胀且跳痛，经来量多，舌绛无苔，脉小。人软，自觉心脏跳动，作哕欲呕。

丹　参 12g　丹　皮 10g　郁　金 12g　槟　榔 10g

甘　草 10g　炒枳壳 10g　枇杷叶 12g　二芽各 12g

竹　茹 10g　黄　芩 10g　生　地 15g　北沙参 12g

桃　仁 12g　五剂

8月14日二诊：今距经期尚有九日，左乳外上侧时作跳痛感，未见胀也，精神较前为佳，已不作呕哕，舌脉大略同前，大便干，予上方，加生军10g，土鳖虫10g，红花12g，佛手12g。六剂。

医案 3

张某，女，25岁，安徽省全椒县谭墩公社团结大队孙谢小队。

1975年2月24日初诊： 经期尚无大差，先后皆不过一二日，来后一小时即周身作困，怯寒。苔硗甚，质偏绛，脉小数，经中多瘀块，四五日始净，有时回，经期尚有十日。

丹　皮 9g	山　栀 9g	甘　草 9g	黄　芩 9g
荆　芥 9g	薄　荷 9g	桃　仁 12g	红　花 12g
茺蔚子 15g	紫　草 9g	丹　参 12g	柴　胡 9g	四剂

医案 4

周某，女，41岁，安徽省全椒县黄栗树河西李。

1975年3月15日初诊： 月经来前发烧，周身骨节疼痛，头痛在鼻额间，甚剧。白带多，脘嘈，苔白腻，前半红多朱点，脉小弱，食不甘，故量甚少，动则汗出，腰疼不能直，大便干少，三四日一解，如栗状。

附　片 10g	龙牡各 30g	胡黄连 10g	川黄柏 8g
薏苡仁 30g	炒三仙各 10g	焦白术 12g	白　芍 12g
苍耳子 12g	黄　芩 6g	姜半夏 10g	元明粉 10g
炒吴萸 3g	干　姜 3g	块茯苓 15g	泽　泻 15g
丹　皮 10g	四剂		

3月21日二诊： 症状轻减，予上方，加猪苓21g，大便服方后解一二次，再加珍珠母30g，防风10g，防己10g，周身疼

痛，食少，无力，病已十几年，去元明粉，龙牡加倍至各60g。五剂。

苏某，女，25岁，安徽省肥东纺织厂。

1975年5月3日初诊：月经来前则发高热，温度在40℃以上，此症状已多年，舌质偏红，苔少，脉弱，人软，头昏，食少，睡眠不佳，但欲睡，不能入梦也，溺少而黄，白带多，经多瘀块。

柴　胡9g	黄　芩9g	块茯苓15g	夏枯草12g
丹　皮9g	甘　草9g	贯　众12g	桃　仁12g
红　花9g	郁　金12g	十剂	

顾某，女，43岁。

1975年5月16日初诊：月经常提前三至七日，头痛，经前半个月乳胀，脘嘈溢水，大便有时稀作暴迫状，腰酸。舌质偏红，少苔，脉小，人软、乏力，面多黑斑，胸中阻满，噫气，食后犹频。经期当有数日，经色黑。胃疼，经前尤甚。

黄　芩6g	川黄连5g	枇杷叶12g	块茯苓15g
郁金12g(#)	桃　仁12g	红　花12g	槟　榔10g
柴　胡8g	甘　草6g	贝　母10g	木　通10g　三剂

五、带下病

医案 1

管某，女，35 岁，安徽省全椒县十字公社。

1972年11月19初诊：带下非红即白之物已两三个月。舌质绛甚无苔，脉小，人软，怯寒，头昏，大便稀，日解二三次，当从清化。

枇杷叶 10g　黄　芩 10g　夏枯草 10g　川黄柏 10g

胡黄连 6g　山　栀 10g　紫　草 10g　桃　仁 10g

甘　草 10g　三剂

11月25日二诊：服方后各症皆濒痊，停药数日，近日白带又稍有之，头昏、怯寒未再发，苔薄白，尖边多红点，脉软。予上方加附片10g，去桃仁、黄芩、紫草。三剂。

医案 2

朱某，女，54 岁，安徽省全椒县黄栗树河西村。

1975年3月15日初诊：带下量多，每日皆然，已八九年，感凉则更多，头晕，大便干，二三日一行，如栗状，有矢气。苔偏白，脉小，动则有汗，周身痛，阴雨则更甚。

制二乌 10g　桂　枝 10g　半　夏 6g　炒三仙各 10g

当　归 12g　火麻仁 30g　防　风 10g　木　通 10g

姜半夏 10g　焦白术 10g　陈　皮 12g　元明粉 10g

苍耳子 12g　四剂

医案 3

王某，女，33岁，安徽省全椒县老观陈大队鲁庄小队。

1975年10月6日初诊：白带量多，如经之行，作阵下，已三四个月，腰酸腿软，少汗，体稍困。苔白质红，舌略见小朱点，脉软小，周身乏力。近两日大便稀，头痛、头昏，怯寒，心慌，睡眠不佳而烦躁，多梦。

细　辛8g　独　活10g　附　片10g　丹　皮10g

贯　众15g　龙牡各30g　朱茯神24g　川黄连6g

焦白术12g　三剂

10月18日二诊：上治全面向愈，遂停药。今又复发但较前为轻。月经来五六日尚未尽，腰酸，腹微痛，大便较溏，经色紫，胸满胀，苔薄白，舌尖红多小朱点，脉软小。再予上方加当归10g，川芎10g，红花10g，黄芩6g，炒三仙各10g，陈皮10g，法半夏10g，甘草6g，干姜5g。五剂。

医案 4

刘某，女，35岁，安徽省全椒县酒厂职工。

1975年10月26日初诊：夏日白带较多，腹痛即作，服余方三剂即愈，遂停药。今一个多月白带增多，感子宫作胀时则带下更多，带色黄，舌苔少，舌偏光红，脉较细数。头时晕。

炒贯众15g　川黄柏9g　苦　参12g　泽　泻15g

焦白术12g　黄　芩6g　夏枯草12g　三剂

医案5

童某，女，28岁，安徽省全椒县二厂。

1988年8月28日初诊：白带多、色黄、有腥味，苔白、脉弱、汗多，腰酸痛。当温渗。

| 附　片30g | 细　辛10g | 独　活12g | 焦二术各15g |

| 泽　泻20g | 薏苡仁40g | 云茯苓30g | 龙牡各30g |

| 苦　参20g | 炙黄芪20g | 四剂 |

六、妊娠病

医案1

王某，女，25岁，安徽省全椒县南屏公社花园大队高王小队。

1974年2月8日初诊：二乳上肋骨，从缺盆斜向胸部，以手稍触之，皆有痛感如筋之牵连，二乳下肋骨亦如之，已四五日。两个月经未潮，有孕征。苔白，脉浮软，下午怯寒，未有发热感，天将明时，则汗大出。头昏，食后作翻欲呕，咳嗽。

| 桂　枝12g | 柴　胡10g | 白　芍12g | 块茯苓12g |

| 法半夏10g | 陈　皮10g | 炒甘草10g | 干　姜8g |

| 炙香附10g | 当　归10g | 二剂 |

医案2

王某，女，35岁，安徽省全椒县百货公司营业员。

1975年1月16日初诊：行人流手术后十二日即上班工作，距今半个月，腹部时疼，腰痛，子宫有作坠感，劳动后更甚。苔白脉软小，食则汗出。

附　片12g　白　芍12g　干　姜10g　党　参15g

当　归10g　白　术12g　红　枣7个　黄　芪12g　三剂

1月19日二诊：腰痛大减，睡眠佳，子宫作坠感亦减，苔白颇去，舌质略偏红。予上方加丹皮10g、川续断12g，减附片至9g、干姜至7g。二剂。

医案3

章某，女，25岁，安徽省全椒县大墅供销社。

1975年2月20日初诊：孕已四个多月，自觉心脏跳动、周身乏力。苔偏水白，感冒鼻塞，食不甘，两大腿疼，大便如栗状，干硬难解。脉浮软，右脉较强，孕将为母也。

桂　枝10g　　附　片6g　　块茯苓15g　　泽　泻12g

焦白术12g　　桑寄生15g　威灵仙10g　　柏子仁15g

熟酸枣仁15g　远　志10g　火麻仁30g　　郁李仁15g

海松子15g　　独　活10g　防　风10g　　五剂

医案4

洪某，女，30岁，安徽省滁县地委北大院。

1977年3月2日初诊：孕已五个月，每食后二小时许，即上逆胀满，晚间但靠坐，平躺床上不能睡。苔偏白，脉较软，下肢无力，食少，当温健为主，脘嘈如饥。

桂　枝10g　　陈　皮10g　炒三仙各10g　姜半夏10g

炒吴萸 10g　干　姜 10g　川厚朴 10g　　当　归 10g　三剂

陈某，女，25 岁，安徽省全椒县曙光公社郭墩。

1977年6月11日初诊：婚后停经两个月，全身软，易摔跤。服伯奎类药物后即发生胎漏，头昏、头晕，头痛，腰酸胀，脚发软，苔薄白，食不甘味，脉浮软，少汗。以解表兼止血为主。

防　风 10g　荆　芥 10g　桂　枝 10g　二　术 12g
黄　芩 5g　侧柏炭 21g　川　断 15g　棕　炭 21g
阿　胶 15g　艾　叶 10g　独　活 10g　葛　根 12g　三剂

秦某，女，37 岁，安徽省全椒县襄河镇。

1989年3月2日初诊：孕七个月，自诉体内素有寒，今则更甚，不能纳食而气阻，汗多，舌白如霜雪，脉较浮紧。虽桂附为孕妇所忌，然证则为桂枝加附子之证也，且气不下又非半夏厚朴不可，遵有故无损之旨，拟方服之有效则吉。

附　片 15g　桂　枝 12g　炒白芍 15g　姜半夏 12g
川厚朴 10g　连翘仁 12g　干　姜 10g　二剂

3月25日二诊：方后甚适，气已顺，汗已少，苔白大去，皆为佳象也，再拟善后方。手心稍热，湿滞也。

桂　枝 15g　云茯苓 18g　川厚朴 12g　炒三仙各 12g
焦白术 12g　炒白芍 12g　姜半夏 12g　陈　皮 12g

生　姜10g　二剂

4月29日三诊：近来胸腹满胀特甚，气不能平，舌苔质白，脉浮缓，上法出入。

附　片15g　桂　枝12g　姜半夏15g　川厚朴12g

连蔻仁12g　干　姜10g　二剂

4月30日四诊：已能进食，气颇平也，苔白稍减，脉较软弱，上方出入。

附　片8g　　炒白芍12g　党　参10g　桂　枝10g

姜半夏12g　陈　皮12g　连蔻仁12g　干　姜8g

炒三仙各10g　川厚朴10g　二剂

5月1日五诊：方后胸腹胀加剧，患者不能来，家属代述。现但欲其胀减，虽小孩不保亦只可顾大人也，上方加附片至12g、桂枝至12g、干姜至10g、厚朴至12g，去白芍、党参，加广木香10g。一剂。

5月2日六诊：仍感气阻胀，予4月29日方减姜半夏5g、川厚朴2g，加白芍15g。二剂。

七、产后病

医案1

周某，女，32岁，安徽省全椒县医院医师。

1972年11月22日初诊：产后三日，乳房胀硬，能流少量淡白色稀水状乳液，大汗出不止，脉软。

附　片10g　桂　枝10g　白　芍10g　防　风10g

炮山甲6g　当　归10g　木　通10g　一剂

11月23日二诊：已能下稠乳，量不多，汗已少。予上方加山甲3g。一剂。

11月24日三诊：询之，汗止，乳已下，已无所苦。

医案2

尤某，女，22岁，安徽省全椒县隆兴大队柿树小队。

1973年9月13日初诊：去年腊月结婚，因今春三月栽秧，停经七十余日后小产，继而来则不净，已一个多月，数日或十日腰酸腹疼后又来一次，先少后多，色红，有瘀块。苔白较甚，汗多，不能食，脉浮，当标本兼治。

附　片12g	桂　枝10g	细　辛6g	独　活10g
白　芍15g	当　归10g	红　花12g	川　芎10g
桃　仁12g	炙香附12g	甘　草10g	焦白术12g
干　姜6g	元　胡10g	三剂	

9月15日二诊：腹已不痛，腰酸甚微，血下已少，有黑色小瘀块，苔仍偏白，脉浮数，汗已少，予上方，加丹皮10g，细辛3g，减附片3g。二剂。

9月17日三诊：症状全部告愈，脉已平缓，苔尚偏白，再予温化调经之法以善后。

附　片10g	桂　枝10g	当　归10g	川　芎10g
白　芍12g	陈　皮10g	焦白术12g	云　苓15g
丹　皮6g	党　参10g	红　花10g	炒三仙各9g
干　姜6g	二剂		

医案 3

张某，女，37岁，安徽省全椒县赤镇公社信心大队张桥小队。

1973年6月19日初诊：产后四个月，满月后稍用力，子宫坠痛并牵至两腿，甚至大便时需手持物，腰及两膝皆酸痛。苔偏白，脉软。

附　片10g	桂　枝10g	炙黄芪12g	党　参12g
龙牡各30g	白　芍12g	干　姜6g	柴　胡6g
升　麻6g	狗　脊12g	三剂	

医案 4

王某，女，35岁，安徽省全椒县百货公司营业员。

1975年1月16日初诊：人流手术后半个月后腹部时痛、腰疼，子宫有作坠感，劳后更甚，苔白，脉软小，食则汗出。

附　片12g	干　姜10g	白　芍12g	党　参15g
当　归10g	白　术12g	黄　芪12g	红　枣7个　三剂

1月19日二诊：腹痛大减，睡眠大佳，子宫作坠感亦减，苔白颇去，舌质略偏红，予上方加丹皮10g，川续断12g，减附片至9g、干姜至7g。二剂。

医案 5

胡某，女，26岁，安徽省滁州地区农机厂。

1977年3月21日初诊：生子满月后即有子宫作坠感，腰酸，溺黄，大便干，易饥而艰于纳。苔䐃甚质偏红，尖部有微小朱点，脉较细数，当从清化。

滑　石12g　丹　皮10g　炒山栀8g　川黄连5g

元明粉12g　炒枳壳10g　火麻仁30g　炒二芽各12g

甘　草6g　夏枯草12g　木　通10g　三剂

医案6

信某，女，24岁，安徽省全椒县荒草圩造纸厂。

1987年1月4日初诊：去年产后十三日后大便时汗出，因外出汗出受风，怯寒无汗矣，周身不适而左腿肿矣。苔薄白，尖质较红，两边有瘀色，脉浮细，大小便、饮食皆正常。此产后而汗出当风，又夹瘀也，治当据此，拟温散风寒，而佐以凉血化瘀为主。

独　活14g　防风己各12g　　　制二乌各10g

怀牛膝30g　丹　皮12g　薏苡仁30g　当　归12g

川　芎12g　泽　泻15g　焦苍术15g　麻　黄10g

赤小豆30g　制首乌30g　三剂

1月9日二诊：腿肿略减，舌脉同前，但舌尖边瘀色已除。上方去川芎、丹皮，加连翘12g，减牛膝至15g、薏苡仁至15g、制二乌至7g。四剂。

1月14日三诊：下肢肿亦甚微，苔薄白，质红尖绛也，脉较濡，上法出入。

麻　黄10g　连　翘15g　赤小豆30g　枇杷叶15g

甘　草10g　薏苡仁20g　防风己各12g　焦苍术12g　四剂

1月22日四诊：舌脉大致皆如前，食不甘味，可能与怀孕有关。上方加炒二芽各15g，焦山楂12g，去焦苍术。四剂。

2月5日五诊：因春节较忙碌，下肢肿有所增也，舌脉大致同前，月经近三个月未潮。上法出入之。

焦苍术15g　炙黄芪20g　防风己各12g　麻　黄10g

赤小豆40g　川黄柏12g　连　翘12g　　五剂

2月10日六诊：方后颇佳，舌脉大致同前，上方续服。加连翘至15g、川黄柏至27g，加制首乌30g，薏苡仁30g。五剂。

医案7

王某，女，34岁，安徽省全椒县襄河镇轧花厂附近。

1987年5月15日初诊：人流手术后怯风，食时汗出，周身关节酸痛，口苦，溺黄。舌苔薄白，质偏红，脉浮弱，不思饮食，从桂枝解肌。

桂　枝12g　炒白芍12g　焦山楂15g　当　归12g

防　风10g　炙甘草6g　枇杷叶12g　云茯苓15g

火麻仁30g　生　姜10g　红　枣3个　二剂

5月17日二诊：症颇减，但未愈，汗已少，仍怯风。上方加桂枝至14g、防风至12g、白芍至15g、炙甘草至10g，加川羌活10g，川芎12g，去枇杷叶。二剂。

5月19日三诊：症更减，仍未愈，舌苔薄白，脉已平缓，是受外邪之深也，上方加威灵仙12g，桑寄生30g，川羌活加至12g，减炙甘草至8g。二剂。

5月30日四诊：周身酸痛不已，怯风。苔㿠，质偏红，脉弱，食纳无味，咳嗽，稍感凉即有之，少汗，白带多。上法出入。

防　风12g　麻　黄10g　紫　草12g　丹　皮8g

枇杷叶15g　甘　草12g　桂　枝12g　射　干15g

焦二术各10g　二剂

八、癥瘕

医案1

王某，女，38岁，安徽省全椒县东门老银行。

1972年9月18日初诊：子宫肌瘤病，下阴分泌脓血状物已十几日，腰酸腹胀痛，呕吐汗多，苔白脉软小，当以温为主。

附　片12g　白　芍12g　紫云英12g　艾　叶6g

炒贯众10g　当　归10g　法半夏10g　干　姜6g　二剂

9月21日二诊：脓血状分泌物已减少三分之二，腹胀痛已止，腰微酸，呕吐亦止，苔脉同前，所下如白带状略有红色。予上方加焦白术12g，仙鹤草24g。三剂。

医案2

周某，女，安徽省全椒县马塘湖农场。

1977年9月9日初诊：自觉肝下有小包块，痛甚则手麻，苔薄白，舌前半作瘀色，脉软小。

红　花15g　莪　术12g　三　棱12g　桂　枝10g

当　归10g　丹　皮10g　川　芎10g　牡　蛎30g　四剂

9月12日二诊：服药后肝下痛自觉减半，大便干结，呈栗状，数日未大便矣，有时头昏、腹胀。甲状腺肿瘤摘除术后三个月，现两侧喉至颈有牵扯痛，小便黄，脉软小，苔薄白，舌尖边有较多瘀点，予上方加火麻仁30g，生军10g，怀牛膝15g，射干10g。三剂。

9月19日三诊：上方服后症全面减轻，右胁外侧小包块已摸不到，所下大便作黑色如陈猪血状，下肢不觉凉矣。但因天气乍凉，单衣外出，遂大便不解，食后又胸腹胀满矣。脉软，苔偏白，舌尖部瘀色减。补述，上月检查发现肝肿大，肾亦肿大，有一腰椎做黑色刺状增生。于上方加附片12g，独活10g，陈皮10g、炒三仙各10g。四剂。

10月8日四诊：大便三四日一解，干结难解，苔偏黄质红，脉小弱。

生军 12g (另包)	火麻仁 30g	郁李仁 30g
杏仁 12g (无桃仁)	木 通 10g	牡 蛎 30g 三剂

10月11日五诊：上方后大便每日一解，甚舒，便色已黄，若腹有矢气则觉轻松，无矢气又觉胀，小便黄，右胁下包块时聚时散，肝痛已减，腰酸，不思食，头晕欲仆，口吐清水，脉软，苔后段白，舌尖红有瘀色。予上方加广木香10g，藿香10g，独活10g，丹皮10g，炒三仙各10g，大腹皮10g，黄连5g，干姜6g，半夏10g，厚朴10g，减生军3g。三剂。

医案3

钟某，女，65岁，安徽省全椒县周岗公社街道。

1987年6月6日初诊：腹中有包块移动，大便头硬如栗状，以致食纳渐少，人瘦，舌苔薄白，脉弱易汗。当温以下之。

附　片 15g　　炒白芍 15g　　火麻仁 30g　　生　军 10g

炙甘草 6g　　元明粉 10g（另包分冲）　　　　　一剂

6月7日二诊：方后得大便三次，溏中夹有小硬粒状，饮食佳，腹中包块及痛处皆无矣，唯舌尖之右边有一大块如指头大的瘀斑，心中如怘忐状跳动。拟化瘀略佐开药。

当　归 12g　　莪　术 12g　　川　芎 12g　　茯　神 20g

炒三仙各 12g　炒枳壳 12g　　桂　枝 12g　　炒白芍 12g

远　志 12g　　炙甘草 8g　　川黄连 5g　　生　姜 8g　三剂

九、不孕

医案 1

王某，女，32岁，安徽省全椒县谭墩公社马山大队曹坝小队。

1972年9月21日初诊：月经常推迟五六日，此次来潮已六天，头昏、头晕、心悸颇甚，舌苔硗，舌淡黄，纳少，梦多，脉弱小数，从滋养法。

山萸肉 12g　　枸　杞 10g　　炒黄芪 6g　　党　参 10g

白　术 10g　　熟酸枣仁 10g　远　志 10g　　甘　草 5g

茯　神 15g　　炒白芍 10g　　二剂

9月23日二诊：眩晕好转，但觉肢软、脘嘈，口干而苦，苔薄黄，脉濡小。上方去甘草、枸杞，加胡黄连 1.5g，枇杷叶 10g，鸡内金 4.5g。二剂。

9月30日三诊：头昏重，走路则自觉心脏跳动，月经推迟数日，今次来潮特别痛苦，所下分泌物如烂肉状，情绪低落，几近昏厥也。舌苔根际仅有薄白状，尖质光红，脉小。

当　归10g　桃　仁10g　红　花10g　郁　金10g

黄　芩6g　川黄连3g　夏枯草10g　块茯苓12g　二剂

10月4日四诊：症状全面告愈，仍头昏重，自觉心跳悉平，纳大增，精神体力皆佳。脉仍小甚，苔白稍多，尖质光不红，但尚有红点。予上方去黄芩，加桂枝10g，木通10g，薏苡仁15g，丹皮10g。二剂。

10月15日五诊：前日下午经来，已无所苦，色仅微紫。苔薄白如常人，尖质稍红，头微重，予上方加黄芩至12g，减桂枝至7g。二剂。

医案 2

余某，女，24岁，安徽省全椒县白酒公社大张大队小张生产队。

1972年10月29日初诊：结婚近两年未孕，经来常推迟，十几日或两个月不等，来时腰酸痛，色紫多瘀块。苔白，脉软，汗较多，纳差，白带多，当温调之。

附　片12g　桂　枝10g　丹　皮10g　当　归10g

川　芎10g　桃　仁12g　红　花10g　干　姜8g

白　芍12g　焦白术12g　二剂

11月22日二诊：今日经来距前月仅早三日，腰酸痛甚微，白带少甚。再予上方加附片至15g，加元胡10g。三剂。

听香室医案

226

医案 3

卞某，女，安徽省全椒县蔡集。

1973年6月8日初诊：婚后十年不孕，每经前数日，面怀即胀，期尚准，腰腹症状甚微，五六日始净，苔薄白，质偏红，脉弦，潮前周身作困，从逍遥散法。

防　风10g　独　活10g　当　归10g　川　芎10g

丹　皮10g　山　栀10g　党　参10g　黄　芩6g

青陈皮各10g　元　胡10g　甘　草10g　茺蔚子12g

郁　金12g　柴　胡10g　三剂

6月29日二诊：月经提前四五日，来前面怀胀、体困、腰腹症状皆无。今苔少，质较光红，予上方，去防风、川芎、独活、元胡，减陈皮至7g，加丹参12g，麦冬12g，生地12g。三剂以善后。

医案 4

李某，女，24岁，安徽省全椒县黄集公社大黄大队大蔡小队。

1974年8月21日初诊：婚后年余未孕，月经延期三四日，来时腹痛，色紫多条块，三四日可净，苔水白且腻，脉小，少汗，腿酸。

附　片10g　桂　枝10g　独　活10g　当　归12g

红　花12g　桃　仁12g　炙香附12g　白　芍12g

炒甘草10g　元　胡10g　陈　皮10g　川　芎12g

干　姜10g　四剂

9月13日二诊：上方服后，各症都轻减，苔仍白甚，脉浮软数，汗少。予上方，加独活至13g、附片至13g、桂枝至13g、元胡至13g，加焦白术12g，茺蔚子12g。五剂。

医案5

葛某，女，37岁，安徽省全椒县白酒赵店下园。

1977年8月19日初诊：结婚二十年不孕。月经自初潮时即作紫色血块，腰酸腹痛，冬日怯寒甚。出汗少，大便干结如栗状，有时口渴喜饮，多热饮。苔偏水白，舌质微见瘀色，脉小弱，当以温调为主，导下佐之。右侧腰以下，直至足趾疼痛特甚。头常昏，口无味，经正潮未净，才三日，期总提前四五日，右腿常有紫癜。

附　片12g	桂　枝12g	炒白芍20g	焦二术12g
炙甘草10g	桑寄生15g	当归四12g	川　芎6g
细　辛10g	红　花15g	酒大黄12g	怀牛膝15g
干　姜6g	独　活10g	火麻仁30g	三剂

8月25日二诊：右腰部及足趾疼，已十去其八，右腿紫癜未再见，头昏、头疼亦十去其七，苔仍水白，瘀色已无，脉较浮。又述每经前半个月即面怀胀痛，有核状结，经行则无。予上方加槟榔10g，陈皮10g，制香附10g，苍术10g，减大黄至6g，去火麻仁、白术。五剂。

医案6

钱某，女，25岁，安徽省全椒县政协吕政委媳。

1987年1月18日初诊：结婚年余不孕，经期稍迟两日，经色淡如水或作黑色，近日经行色已红，但来时腹痛，量少，三日即净。大便干，二三日一解，腰时酸，头痛，食少，人软。舌质红甚，无苔，散见小朱点，然不嘈泛也，当清调之。

枇杷叶15g　山　栀15g　黄芩连各8g　生　地20g

川　芎10g　甘　草12g　怀牛膝20g　丹　皮12g

紫　草12g　生　军10g　元明粉8g（另包分冲）

炒二芽各15g　二剂

1月19日二诊：方后得大便数次，量颇多。今舌红已渐淡，脉弱小，腰酸、头痛未觉矣，上法增换之。

丹　皮10g　山　栀12g　柴　胡10g　黄　芩8g

生　地20g　怀牛膝20g　甘　草12g　炒白芍15g

川　芎12g　当　归12g　太子参20g　党　参15g　三剂

1月23日三诊：腰酸迄今未作，舌绛脉数，大便已一日一次，亦不干稀，嗜睡。上方加生地至30g、丹皮至12g、怀牛膝至30g、柴胡至12g，去川芎、当归、党参、柴胡、太子参，加川黄连8g，枇杷叶15g，石斛30g，元参20g，二芽各15g，南沙参15g，北沙参15g。三剂。

医案7

李某，女，26岁，安徽省合肥市双岗。

1987年7月9日初诊：去年人流手术后未再怀孕，经期准，经行时腰痛，经色紫而少，三日半始净。尿黄，大便干，如栗状，隔日一次，或三四日一解，手心热，以太息为快。舌较光红，脉弱数，法当清调通利。

枇杷叶 15g	竹　茹 15g	炒二芽各 15g	焦山楂 15g
山　栀 15g	木　通 15g	车前子 20g	丹　皮 12g
柴　胡 12g	太子参 20g	北沙参 20g	火麻仁 30g
炒枳壳 12g	槟　榔 15g	生　军 12g	桃　仁 15g (杵)

三剂

医案8

江某，女，37岁，安徽省全椒县汪巷。

1987年7月12日初诊：结婚十年不孕，白带多，经期尚准，经色紫多块，六日始净。紫癜病29岁即有之。饮食时佳时差，苔偏白较光，小腹经来时痛，平时亦痛也，头常昏、痛，偏于右也，脘嘈不泛，汗多怯寒。今日血常规检查示血红蛋白10g/dL，白细胞5200/mm³，血小板67000/mm³，中性粒细胞58%，淋巴细胞42%，从经方立法。

附　片 15g	桂　枝 12g	炒白芍 15g	焦白术 20g
党　参 15g	黄　芪 15g	干　姜 8g	姜半夏 15g
陈　皮 12g	仙鹤草 30g	茜　草 30g	地榆炭 30g
炙甘草 10g	红　枣 5 枚	龙牡各 30g	三剂

7月18日二诊：今早牙龈稍有出血，舌苔薄白，脉有数意，上方减桂枝至10g、附片至10g、干姜至6g、党参至10g、黄芪至10g，加血余炭20g，磁石30g，去陈皮、姜半夏。四剂。

医案 9

吴某，女，23 岁，安徽省滁州市公安局。

1989 年 5 月 12 日初诊：于 1988 年 2 月 23 日小产后至今未再孕，秋凉时沐浴自觉着凉，后月经延期，潮时量极少，以后淋漓不止，七八天才净，两少腹痛。今常脑后痛，体困乏力，舌苔薄白尖较红，手划皮肤则见红色条状，继之而隆起，夜间尤甚。此乃浴中着凉后内郁有血热也，拟宣解之，佐凉血活血之品。

葛　根 15g　柴　胡 12g　防　风 12g　荆　芥 10g
川　羌 10g　丹　皮 12g　黄　芩 10g　生　地 30g
怀牛膝 30g　山　栀 12g　淡豆豉 15g　桃　仁 15g　二剂

5 月 14 日二诊：症状略见好转，颈项已不痛，上方加紫草 12g，去川羌活，桃仁减至 12g。二剂。

5 月 18 日三诊：症状大致同前，两少腹痛。苔薄白脉弱小，上法出入。

桂　枝 12g　炒白芍 15g　炙甘草 10g　当　归 12g
川　芎 12g　二剂

十、乳痈

医案 1

郑某，女，25 岁，安徽省全椒县医院。

1968 年 5 月 25 日初诊：产后三日，右乳肿硬如石，并作红色，痛不能触，舌绛脉小，作紫草汤当茶饮，一日尽之。

紫草 30g　　一剂

附：隔日问之，则已肿消痊愈，不须再药。

医案2

李某，女，25岁，安徽省全椒县南屏公社老观陈大队鲁庄小队。

1975年1月28日初诊： 右乳头肿硬疼痛，占全乳约三分之二。舌光绛，先乳痛、恶寒、发热，近数日才咳嗽头痛，脉小甚，热已盛也，大便干少。

蒌皮仁各12g	桔　梗10g	金银花24g	连　翘12g
柴　胡10g	甘　草10g	黄　芩10g	蒲公英24g
夏枯草15g	生　军10g	前　胡10g	大　贝10g　三剂

医案3

彭某，女，39岁，安徽省全椒县供电局。

1987年6月3日初诊： 左乳外侧（乳顶），去年秋天发现有小肿块，有时痛，背部亦有痛感。苔硗白，质略偏红，舌尖之两边有瘀色，脉右较数而左平弱，化瘀为主。

当　归12g	川　芎12g	炒二芍各12g	柴　胡12g
牡　蛎30g	炮山甲10g	夏枯草20g	丹　皮10g
丹　参15g	桂　枝12g	炙甘草10g	制香附15g
制乳没各10g　四剂			

6月8日二诊： 症状轻减，舌脉同前，上方加蒲公英30g，紫花地丁20g。四剂。

医案4

苏某，女，35岁，安徽省巢湖粮食局。

1975年5月3日初诊：月经前十日乳房作胀、内发烧，目涩，口干不饮，饮则脘腹水汪汪。夜眠不佳，白带作黄色，量多有腥味，溺少，大便时溏，腹中漉漉然以矢气为快，感凉则溢水，脘嘈。苔偏水白略透红质，脉小弱，汗不太多，当以温渗为主。

附　片12g	桂　枝10g	炒吴萸5g	川黄连5g
泽　泻15g	朱茯神21g	焦二术21g	贯　众12g
青陈皮12g	炙香附10g	元　胡12g	夜交藤30g
合欢皮30g	薏苡仁30g	干　姜10g	红　花15g
柴　胡8g	槟　榔10g	猪　苓15g	十剂

1975年6月19日二诊：上方共服五剂遂停药，症状轻减，目前停药已近四十天。补述：在1964年因跌伤行剖宫术生产，后仍流血，经再三检查为卵巢破裂，治愈后月经即作紫黑色，曾服中药似有微效，但直至今日经色仍作紫色。有时耳鸣，今苔偏水白，脉小弱，予上方加桃仁10g，䗪虫10g，丹皮10g，川续断12g，姜厚朴10g，广木香10g，川芎10g，苍耳子12g，白芍12g，青龙齿15g，牡蛎30g，当归10g，防风10g，防己10g，草薢21g，郁金12g，去贯众、延胡索，减川黄连1.5g。十剂。

7月1日三诊：服上方十二剂后觉上身较以前为快，大便较干，有时口干，但不欲饮，睡眠甚佳，少腹仍有胀疼，经期将近，望在行经时使瘀血大行。苔仍偏白，脉小，再从上方出入。

红　花12g	附　片12g	桂　枝10g	朱茯神25g

炒吴萸 5g　　川　连 3g　　泽　泻 15g　　焦白术 12g

青陈皮 12g　　炙香附 10g　　元　胡 10g　　槟　榔 10g

薏苡仁 30g　　猪　苓 15g　　姜川朴 10g　　广木香 10g

川　芎 10g　　苍耳子 12g　　青龙齿 15g　　牡　蛎 60g

当归尾 12g　　白　芍 12g　　防　风 10g　　桃　仁 12g

土鳖虫 10g　　生　军 10g　　另包干姜 10g

柴　胡 8g　　焦三仙各 10g　　怀牛膝 12g　　十剂

医案5

殷某，女，25岁，安徽省全椒县孤山林场。

1988年6月7日初诊： 经前十二三日面怀不胀而痛，二三年前即有之，经期较准，人瘦，经色紫，四日可净，有时回也。舌质偏少苔，脉较细小，当从清调之法。二便正常，经期将至。

黄　芩 10g　　柴　胡 10g　　炒枳壳 10g　　枇杷叶 12g

槟　榔 12g　　郁　金 12g　　山　栀 12g　　甘　草 12g

怀牛膝 20g　　桃　仁 15g　　土鳖虫 12g　　牡　蛎 30g

生　地 20g　　三剂

6月11日二诊： 方后平稳，面怀较宽松，经尚未行，舌脉大致同前，加党参15g，当归12g，川芎12g，减黄芩至8g。三剂。

6月16日三诊： 面怀症状减，经行，今四日已净，当正来时，每腹痛则下瘀块。苔薄白尖边较红，脉较弦微数，上法出入。

附　片 10g　　当　归 12g　　川　芎 12g　　制香附 15g

炒白芍 18g　　炙甘草 8g　　益母草 15g　　怀牛膝 20g

川厚朴 12g　　槟　榔 12g　　广木香 10g　　元　胡 15g

柴　胡 10g　陈　皮 12g　四剂

6月20日四诊：每经过半月许面怀即痛，今未及，暂未痛也。舌质偏红，脉较数，上法出入。

山　栀 12g　丹　皮 12g　郁　金 12g　炒枳壳 12g

槟　榔 12g　茺蔚子 15g　枇杷叶 12g　桔　梗 10g

甘　草 10g　连　翘 12g　四剂

6月26日五诊：左乳上有结核状物，如桃核大，以往痛，今已大减；右乳外下侧有核状物，如左乳之结核大小，仍痛。舌质偏红，脉有数意，上方加炮山甲8g，金银花20g，夏枯草20g，加郁金至15g、连翘至15g。四剂。

6月30日六诊：痛处更减，右乳核有散开状，舌脉同前，上方加炮山甲至10g、郁金至18g、连翘至18g、桔梗至15g、山栀子至15g、茺蔚子至20g，加柴胡12g，牡蛎30g，紫草12g，醋炙鳖甲30g。四剂。

7月5日七诊：近日痛有所加，舌脉大致同前，仍予26日方续服。四剂。

7月9日八诊：痛又较减，舌质仍偏红，脉较数。上方加牡蛎30g，加槟榔至15g、枳壳至15g、丹皮至15g。四剂。

7月13日九诊：痛更减，结核亦较活动，苔脉大致同前。上方去茺蔚子，加益母草15g、黄芩8g、贝母15g，加牡蛎至60g、加连翘至20g、郁金至20g。四剂。

7月17日十诊：今为经行第三日，经色红，不似以往之紫也，乳部结核已完全不痛，以往必须经净时才止也，此次核结未完全去，但较前为减耳。舌质仍红，脉较数也。上法出入。

紫　草15g　丹　皮12g　郁　金18g　夏枯草20g

贝　母15g　牡　蛎30g　昆　布20g　海　藻20g

桃　仁15g　连　翘18g　丹　参20g　山　栀15g

炮山甲8g　生　军10g　四剂

7月24日十一诊：右乳外侧之肿核消除殆尽，左乳外上侧之肿核较软然未大减也。方后再未下利也，舌质偏红上有薄白苔，脉较浮数，上方加荆芥8g，防风8g。六剂。

7月30日十二诊：经期已近，近二十日乳结核处又有痛感，但较以往轻，结核亦更平。舌质仍较红，脉有数意，上方去荆芥、防风，加大生军至15g、贝母至18g，以上服药而大便未增加。五剂。

8月4日十三诊：痛颇减，核消亦更多，舌脉大致同前。上方加紫花地丁20g。五剂。

8月9日十四诊：上次方中未用生军，今核痛加剧，舌质仍偏红，脉较数，手心稍较热。予上方加生甘草10g，生地黄20g，加桃仁至20g、郁金至20g、贝母至20g。四剂。

8月12日十五诊：大便正常，可见核之消也。当改变前法，拟方：

槟　榔15g　广木香12g　制香附15g　贝　母15g

炮山甲8g　蒲公英20g　桃　仁20g　红　花15g

紫　草15g　丹　皮12g　生　军20g　甘　草10g

炒枳壳12g　四剂

8月17日十六诊：今乃经行第三日，痛大减，肿核消亦多，舌脉同前，但脉较前为起耳，上方续服。四剂。

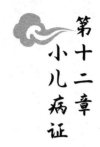

一、发热

医案 1

陈某，女，3 岁，安徽省全椒县文化馆陈乐生之女。

1974年2月6日初诊：患儿发热咳嗽已五六日，西医诊断为急性肺炎，注射青霉素至今，不仅病未减，且体温越来越高，昨夜已发热至40℃，无汗，大便数日未行。今苔薄白，脉浮数。

麻　黄 5g　　甜杏仁 6g　　大　贝 6g　　紫　菀 10g

甘　草 6g　　青　蒿 10g　　黄　芩 5g　　炒二芽各 10g

元明粉 10g（分冲）　　　　　　一剂

医嘱：空腹饮药，必使之得便，虽多无恐。

2月7日二诊：昨晚热已下降，今早热已退尽，利下黑色稀便，但咳。于上方去元明粉，加枇杷叶10g，减麻黄2g。一剂。

医案 2

高某，男，5 岁，安徽省滁县地区医院司机小孩。

1978年5月9日初诊：今年元月8日发现患儿患有肝炎（无黄

疳性），肝大，较硬，有压痛。发热不退，体温在38℃以上。苔根白腻尖多朱点，脉弦细数，鼻息有声作感冒状，一贯汗多，咳嗽有痰。

桂　枝 5g	柴　胡 6g	青　蒿 10g	川黄连 5g
黄　芩 5g	郁　金 6g	块茯苓 12g	川　贝 6g
前　胡 6g	牡　蛎 12g	焦山楂 6g	炒二芽各 6g
附　片 5g	山　栀 5g	桔　梗 5g	炙鳖甲 10g
紫　菀 6g	八剂		

5月18日二诊：体温已正常，第一剂后曾外出感冒，体温达39.5℃，但继服上方未已，第三日即正常，痰咳减少，睡眠不佳，舌苔白已退，质红较深，面色较前为红润，脉较小数，从前法出入。

紫　菀 10g	生甘草 6g	川　贝 6g	硃茯神 15g
川黄连 5g	槟　榔 10g	当　归 10g	炒二芽各 12g
炒枳壳 6g	柏子仁 12g	夜交藤 15g	茵　陈 15g
郁　金 6g	使君子肉 6g	青　蒿 6g	火麻仁 15g
八剂			

二、咳嗽

医案 1

陈某，女，6岁，安徽省全椒县文化馆。

1977年10月21日初诊：咳嗽数天，苔白尖有花红点，无汗。

| 麻　黄 6g | 杏　仁 10g | 紫　菀 10g | 炒甘草 6g |

桂　枝 6g　　枇杷叶 6g　　大　贝 6g　　姜半夏 6g

陈　皮 6g　　党　参 10g　　二剂

医案 2

钱某，女，5 岁，安徽省全椒县城小礼堂后面新华路。

1974 年 5 月 18 日初诊：发热咳嗽三日，夜晚温度更高。无汗，苔少硗白，质红多朱点，脉浮数。

荆　芥 6g　　炒牛子 10g　　紫　菀 10g　　甘　草 10g

黄　芩 6g　　柴　胡 6g　　枇杷叶 10g　　北沙参 12g

山　栀 6g　　一剂

三、下利

医案 1

杨某，男，5 个月，安徽省全椒县农林局。

1979 年 7 月 24 日初诊：下利已两个多星期，手足心热甚，一天四次到六次，苔根际微白，苔质红。此乃肠外有微寒而肠内积热。

附　片 2g　　川黄连 5g　　甘　草 5g

每煎分两次服，一日四次。一剂。

7 月 25 日二诊：下午即下利止，手足心热皆去。精神亦佳。舌质红已减，再进一剂以稳固之。

医案 2

贾某，男，3 岁。

1977年9月1日初诊： 8月28日高热后痢疾，日解二三次而溏，今痢止，喜饮，小便黄，时热时退，偶汗多，咳嗽数声，苔中白腻，他处如剥质红。小儿之病，以食滞为主，故用焦山楂。

胡黄连6g　　党　参10g　　焦山楂10g　　青　蒿10g

紫苏梗6g　　枇杷叶10g　　一剂

四、腹胀、腹痛

医案1

方某，男，2岁半，安徽省滁县东营房军属。

1977年5月10日初诊： 腹部鼓胀，敲之如鼓声，苔白质淡，多汗。

附　片5g　　桂　枝3g　　大腹皮5g　　蔻　仁5g

陈　皮5g　　干　姜2g　　姜厚朴3g　　砂　仁3g

焦白术3g　　焦三仙各5g　　二剂

5月18日二诊： 腹胀已消，但七八日不大便，苔白已退，质仍不红，从上方入。

大腹皮6g　　炒三仙各5g　　姜厚朴5g　　附　片3g

党　参3g　　焦白术3g　　火麻仁12g　　枳　壳3g(杵)

白　蔻5g　　广木香3g　　陈　皮5g　　木　通6g　　二剂

医案2

张某，男，11岁，安徽省全椒县界首公社高桥大队韦庄小队。

1974年8月23日初诊：右上腹疼痛，有时向全腹扩散，痛剧放射至背后。苔硷质红，脉弦数，肝经实热，当清之。

川黄连6g　　黄　芩4.5g　郁　金10g　枇杷叶12g

石　斛15g　紫　草10g　龙胆草8g　　丹　皮10g　三剂

8月26日二诊：方后昨日一天未痛，今早步行十几里来院就诊，疼痛一阵为时不久。脉仍较弦数。再于上方加黄芩至7.5g、龙胆草至11g，加甘草6g。三剂。

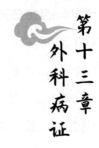

第十三章 外科病证

一、疮疡

医案 1

温某，男，安徽省全椒县公路站书记。

1974年7月17日初诊：右腮下有肿块如桃核大，疼痛连咽喉，言语困难，三日不纳进食矣。咳嗽痰多，有水鸣声，头昏腰酸，汗多不及下肢，精神萎靡，不能自持，曾服用抗生素等药无效。脉滑数，苔白板腻且厚。

附　片 12g	桂　枝 10g	炒白芍 12g	焦白术 12g
苍耳子 12g	青龙齿 21g	磁　石 30g	炮山甲 6g
麻　黄 10g	射　干 10g	泽　泻 15g	法半夏 10g
茺蔚子 10g	连　翘 10g	牡　蛎 60g	块茯苓 15g　二剂

7月19日二诊：右腮肿核及咽痛诸症皆愈，仅头昏口干，食不甘耳，汗仍多（天气亦热甚）。苔白腻已松，但尚厚如敷糟状，从上方出入。

附　片 15g	桂　枝 10g	炒白芍 12g	焦白术 12g
苍耳子 12g	青龙齿 21g	牡　蛎 30g	干　姜 6g
甘　草 3g　二剂			

7月25日往访，悉一切皆愈，无所苦矣，早已工作。

医案 2

李某，女，50岁，江苏省南京大桥四处。

1985年11月3日初诊： 左侧腮部（近耳下）结核已五年，从小渐大，今如半个桃子状，肝功能异常，口舌常干，西医诊断为干燥综合证。今诊其肿核处较有边缘，推之亦能稍移动，似非恶性者。苔少，但根际稍有之，前大半段皆红也，尖部且有瘀色，脉小弱，拟方兼顾。便多干燥，近日肿块有痛感。

夏枯草20g	连　翘15g	牡　蛎40g	柴　胡15g
黄　芩10g	黄　连10g	生　军10g	丹　皮15g
紫　草15g	金银花20g	桔　梗15g	甘　草15g	三剂

医案 3

杨某，男，25岁，安徽省全椒县城洪兰桥税务所宿舍。

1974年11月3日初诊： 右后背中部肿硬一大块如小碗口样，色白，有按痛。苔水白硗质略偏红，已十余日，贴活血止痛膏似较减，减不足言，将发深部脓肿也（疽）。脉浮微数，周身无不快感，其余亦正常，微咳而已，无汗。

桂　枝10g	麻　黄10g	桃杏仁各10g	连　翘10g
金银花15g	大　贝10g	甘　草10g	红　花6g
紫　草10g	当　归10g	川　芎10g	川厚朴10g
白　芷10g	广木香10g	炮山甲10g	二剂

服后即消。

医案 4

刘某，女，40 岁，安徽省全椒县制革厂。

1975年1月26日初诊：左侧乳房有大半圈式肿核，不相连接，有硬痛感，不动不按亦不甚觉疼痛，曾恶寒发热，肿硬不消，周身困酸痛，已卧床，且不能食，脉浮无汗，苔水白。

荆　芥 10g	防　风 10g	二活各 10g	桔　梗 10g
甘　草 10g	连　翘 10g	金银花 21g	柴　胡 8g
炮山甲 8g	前　胡 10g	蒌皮仁各 10g 二剂	

1月28日二诊：寒热未作，有汗易出，肿核消去四分之三，苔仍水白，口苦，脉弱小，于上方去荆芥、防风、二活，加桂枝10g，附片10g，白芍10g，川芎10g，当归10g，青皮12g，陈皮12g，白芷8g，加柴胡至14g、前胡至14g。三剂。

二、癣及皮肤瘙痒

医案 1

王某，男，49 岁，安徽省全椒县生资公司。

1975年2月13日初诊：颈项、面部、耳目间发疮癣如钱大小，边色红，如癣状，流黄水作痒。舌绛，脉数。

丹　皮 10g	紫　草 10g	薏苡仁 60g	块茯苓 21g
泽　泻 15g	白鲜皮 12g	防风己各 10g	黄　芩 8g
连　翘 12g	三剂		

秦某，女，30岁，安徽省全椒县南屏公社万利大队万利小队。

1975年元月30日初诊：头部发疮，小而色红，痒甚，愈发愈多已三年余，苔水白质偏红，劳动则有汗，脉较浮数，腰酸。

防风己各12g　荆　芥10g　细　辛10g　麻　黄10g

薏苡仁30g　块茯苓21g　泽　泻15g　紫　草10g

黄　芩6g　丹　皮10g　山　栀10g　连　翘10g　三剂

2月18日二诊：上方服后，前额已少，停药半个月。今又重感冒咳嗽，有汗，头痛，苔薄白质红，脉浮软小，当兼表治。

防风己各10g　桂　枝10g　薏苡仁30g　块茯苓21g

紫　草10g　姜半夏10g　泽　泻15g　白　芍12g

生　姜6g　　三剂

陈某，男，25岁，安徽省全椒县药材公司。

1976年8月6日初诊：前日晚周身突发白色稍高起之瘩瘰，今皆变色如云片状，痒甚终夜不能眠，怯风身热，却又怕风也。苔白，舌尖稍有瘀色斑点，脉浮小，微数，食量大减，汗有时多。

附　片12g　桂　枝10g　紫　草10g　薏苡仁60g

仙鹤草60g　茜　草15g　炒二芍各10g　三剂

医案 4

戴某，女，23 岁，安徽省全椒县三圣大队龚岳小队。

1976 年 2 月 24 日初诊： 两手每年春冬二季发皮炎，作红点成疮，两足颈亦有之，作痒抓破则稍有黄水，不破皆作红点。苔薄白质略偏红，大小便正常，汗不多，病已七八年，久治不愈。

麻　黄 8g	防风己各 10g	荆　芥 10g	附　片 10g
紫　草 12g	白鲜皮 15g	薏苡仁 30g	连　翘 10g
桂　枝 10g	焦二术 12g	制首乌 12g	四剂

医案 5

陶某，女，50 岁，安徽省全椒县黄庵。

1977 年 11 月 20 日初诊： 右腿破溃流黄水，后渐浸淫至膝下，左腿亦渐有之。昨日面部肿赤作痒。无汗不思食，脉濡软，苔薄白质略偏红。宜祛风除湿法为主，内外兼治。

内服方：

防风己各 10g	块茯苓 24g	泽　泻 18g	薏苡仁 30g
地肤子 10g	白鲜皮 12g	炒白术 15g	赤茯苓 18g
佩　兰 10g	金银花 21g	连　翘 12g	泽　兰 10g

三剂

外用方：

川厚朴 30g	青　黛 15g	滑　石 30g	松　香 30g
明　矾 30g	地榆炭 60g	熟石膏 30g	

上七味共研极细末，麻油调如膏状，敷患处。

余某，男，23岁，安徽省全椒县城东公社洋桥大队桥头李小队。

1975年1月29日初诊：周身发红色小丘疹如云片，作痒，怯寒，舌光绛，无苔，脉浮小细数。

葛 根 10g	柴 胡 8g	紫 草 10g	薏苡仁 30g
黄 芩 8g	炒二芽各 12g	甘 草 10g	块茯苓 12g
枇杷叶 10g	荆 芥 6g	炒牛子 10g	薄 荷 10g

二剂

三、前列腺炎

医案 1

杨某，男，42岁，安徽省全椒县十字公社农具厂工人。

1972年10月18日初诊：大便前必有精液自小便出，自去年下半年日渐加重，小溺有时不能自禁，西医所谓前列腺炎也。近日体困、头昏，苔白质绛，脉浮软，多汗出，当标本兼治，腰酸疼。

附 片 10g	桂 枝 10g	白 芍 12g	丹 皮 10g
滑 石 15g	车前子 12g	猪茯苓各 15g	胡黄连 5g
甘 草 6g	川黄柏 6g	夏枯草 10g	二剂

10月20日二诊：大便前已未见精液流出矣，头痛已愈，其他症状皆轻减，再予上方加紫草10g，三剂。可以全愈矣。

韦某，男，28岁，安徽省全椒县古河医院西药剂师。

1975年3月7日初诊： 前列腺炎，少腹胀，腰酸，苔薄白稍腻，质偏红，副睾肿大不痛，小溺有时难而多，夜间时有小解，头昏、耳鸣，脉浮微数。

麻　黄 9g	细　辛 9g	附　片 9g	丹　皮 9g
紫　草 9g	泽　泻 15g	块茯苓 15g	滑　石 12g
车前子 12g	五剂		

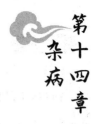

一、消渴

医案 1

李某，女，54岁，安徽省全椒县中心公社。

1973年6月11日初诊：饮多溺多，食多大便干少，汗多甚。口苦，腰酸，头昏，人渐瘦弱，苔薄白，脉弱。

桂　枝 10g	附　片 12g	二地各 10g	山萸肉 12g
山　药 12g	丹　皮 10g	块茯苓 15g	泽　泻 15g
天花粉 15g	白　芍 12g	胡黄连 6g	三剂

6月22日二诊：饮食与小便皆减三分之一，尿内仍有泡沫，苔花白质绛，脉软，每尿后尿道口作痒。

桂　枝 6g	附　片 6g	山萸肉 12g	块茯苓 12g
泽　泻 12g	生　地 15g	丹　皮 10g	山　药 12g
天花粉 12g	葛　根 10g	胡黄连 5g	四剂

6月27日三诊：饮食与小便皆如平人，尿中仍有沫（较前为少），尿色以往色红，今但黄且淡，尿道痒亦减，再予上方加桂枝至9g、附片至9g。四剂。

医案 2

张某，男，3岁，安徽省全椒县中心集。

1973年8月29日初诊：饮多尿多，每夜需饮水十几次，日间亦如此。体质瘦甚，病已两月，苔偏白。

葛　根 10g　天花粉 12g　生　地 12g　枇杷叶 10g

麦　冬 12g　三剂

9月6日二诊：渴饮已轻减大半，食后腹满胀，与上方加谷芽12g。四剂。

9月17日三诊：夜间只饮一次，日间亦然，可饮可不饮也。再予上方三剂。

医案 3

惠某，女，66岁，安徽省全椒县前进街。

1975年1月5日初诊：口干，饮则小便多，舌偏光红，脉数，饮病也，口干则有时欲呕。

葛　根 12g　天花粉 12g　生地黄 12g　麦　冬 12g

枇杷叶 12g　四剂

二、虚劳

医案 1

沙某，女，48岁，安徽省全椒县烟酒商店。

1975年6月20日初诊：近日来总觉身体不快，最近二日周身发热，振振然且无力。昨日胃中作翻，大便近数日来一日二次。苔少质绛多裂纹，噫气频频。前数日多矢气，脉较沉数。

枇杷叶 10g　生　军 8g　炒枳壳 10g　黄　芩 10g

竹　茹 10g　北沙参 12g　炒谷芽 15g　甘　草 6g

丹　参 12g　火麻仁 30g　郁李仁 30g　三剂

医案 2

孙某，男，46岁，安徽省滁州市地委统战部。

1987年2月26日初诊：患者咳嗽已二十余年，体重百余斤，身体极其虚弱，房事后必盗汗。舌红无苔，脉细数，曾服罂粟壳等药，以致矢气多。大便较滞稀，下肢无温，气不能接，壮火食气故也，当清之。

枇杷叶 15g　甘　草 12g　黄　芩 10g　炒枳壳 12g

射　干 15g　生　地 15g　竹　茹 15g　辛　夷 15g

紫　菀 15g　金银花 15g　三剂

医案 3

吴某，女，42岁，安徽省全椒县本院护士。

1974年8月14日初诊：周身乏力，舌绛少苔，脉小，乳肋疼痛，大小便近常，两腿软甚，食纳无味，头昏，口干。

枇杷叶 12g　黄　芩 8g　炒二芽 24g　竹　茹 12g

甘　草 10g　丹　参 12g　北沙参 12g　夏枯草 12g　三剂

医案 4

章某，女，25岁，安徽省全椒县大墅供销社。

1975年2月20日初诊： 孕已四月余，心悸，周身乏力，苔偏水白，鼻塞，食不甘，脉浮软，右脉较强，两大腿疼痛，大便如栗状，干硬难解。

桂　枝 10g	附　片 6g	块茯苓 15g	泽　泻 12g
桑寄生 12g	威灵仙 10g	柏子仁 15g	熟酸枣仁 15g
火麻仁 30g	郁李仁 15g	海松子 15g	独　活 10g
焦白术 12g	远　志 10g	防　风 10g	五剂

三、麻木、痿证

医案 1

涂某，女，20岁，安徽省全椒县官渡康合大队。

1974年6月21日初诊： 两手麻木至肩，头微晕无汗，夜不能寐，心烦。苔水白较甚，脉小软，手不能握拳，食不知味，大小便正常，眼睑肿，咳嗽。

制二乌 10g	桂　枝 10g	细　辛 10g	当　归 12g
陈　皮 10g	川　芎 10g	焦二术 12g	法半夏 10g
干　姜 6g	防　风 10g	橘　络 12g	三剂

6月24日二诊： 服上方三剂，两臂麻减，已能睡眠，苔白脉小，汗较多，已知饥。

干　姜 6g	附　片 12g	白　芍 12g	当　归 12g
橘　络 10g	法半夏 10g	秦　艽 12g	防　风 10g
川　芎 10g	桂　枝 10g	三剂	

7月12日三诊： 今仅右手中指与无名指尖部麻矣，汗较多，苔仍偏白脉小，再续上方四剂。

医案 2

曹某，女，40岁，安徽省全椒县柳庄小队。

1974年7月16日初诊：右腿自足心起麻木难忍，并上牵至腘窝处，如筋作胀，汗多，苔薄水白，质红，脉小，病已三四个月矣，腰酸。

威灵仙 9g	附　片 9g	干地龙 9g	蜈　蚣 2 条
紫　草 9g	秦　艽 12g	当　归 9g	怀牛膝 12g
丹　皮 9g	独　活 9g	三剂	

医案 3

汪某，女，67岁，安徽省全椒县曙光大队李吴庄。

1974年12月6日初诊：患者两腿及两肘均酸麻，并牵至脚趾、手指已三四年，苔薄白，脉浮软小，微数，无汗。右胫有湿气作痒甚，有时搔破流水，略如癣状。微咳，有痰，咽中如有物阻，头时疼，腰酸。

麻　黄 8g	防风己各 10g	荆　芥 10g	制二乌 10g
苍　术 10g	炙首乌 12g	当　归 10g	川　芎 10g
二　活 15g	细　辛 6g	蜈　蚣 2 条	甘　草 6g
块茯苓 15g	丹　皮 6g	三剂	

12月9日二诊：两腿已不酸麻，只在膝下而已，两肘亦不酸麻，在腋之间而已，右胫痒已止，于上方，加橘络10g、干地龙10g、夜交藤30g，加防风至15g、防己至15g、细辛至8g、块茯苓至25g。三剂。

徐某，女，54岁，安徽省全椒县赤镇宝塔大队桃园小队。

1976年2月25日初诊：四肢酸麻已数年，着凉更甚，日渐加剧矣，汗多易出，现两手屈伸不便，臂不能举，且作跳动状。苔水白质淡红，食仅碗许，周身无力，头重脚轻如欲跌也，失眠头痛，脉软小，大便干数日一解，口苦食无味不知饥，腰酸。

附　片12g	桂　枝10g	当　归10g	川　芎10g
苍耳子12g	炙首乌12g	元明粉12g	秦　艽12g
桑寄生15g	干地龙12g	橘　络10g	焦白术12g
薏苡仁30g	丹　皮10g	白　芍12g	炒干姜8g
川续断12g	防　风10g	生　军6g	四剂

3月2日二诊：症状轻减，大便不干，但仍隔一二日一解，再予上方去附片，加制川乌12g、制草乌12g，炒三仙各12g，陈皮12g，威灵仙10g，苍术12g，加当归至12g、干姜至10g，减丹皮至7g、干地龙至9g。五剂。

邢某，女，26岁，安徽省全椒县十字公社。

1987年7月22日初诊：两下肢痛而不能行，初痛自腰部，纳少仅半碗。大便干结，少解，舌质绛无苔，脉较数，下肢无温，是热结于中，热不能下达之所致也，当清下。

生　军10g	丹　皮12g	紫　草15g	木　通15g

甘　草 12g　　桃　仁 20g　　石　斛 30g　　枇杷叶 15g

焦山楂 15g　　炒二芽各 15g　　炒枳壳 15g　　怀牛膝 30g

桑寄生 30g　　独　活 15g　　炒白芍 20g

元明粉 10g_{（另包分冲）}　　　　　三剂

7月26日二诊：服第一剂得大便三次，今与昨皆未大便矣，纳较增，上方去独活，加附片15。舌红脉小也。三剂。

7月30日三诊：上方服后，大便二日解一次，方后下肢痛甚。舌绛色较减，脉左沉弱，而右浮洪数。上方加生军至15g、元明粉至12g，去附片、枳壳，加独活12g，当归15g。三剂。

8月5日四诊：下肢仍痛，至夜为剧，肺叶焦举乃为痿也，治拟清化肺气。舌色仍绛，脉较细数。

枇杷叶 20g　　麦　冬 20g　　生　地 20g　　川黄柏 15g

知　母 30g　　甘　草 12g　　南北沙参各 20g

石　斛 30g　　三剂

四、胸闷

医案 1

张某，女，28 岁，安徽省滁县铜矿。

1974年6月4日初诊：胸阻闷已两月，每洗浴则怯寒不适，多梦，嗳气，下齿龈出血，话多则咽不适。苔白质，舌端红，脉小。

附　片 8g　　桂　枝 8g　　姜川朴 8g　　法半夏 8g

苏　梗 8g　　白　芍 8g　　仙鹤草 15g　　茯苓神各 12g

青龙齿 15g 牡　蛎 30g 川　连 3g 干　姜 3g 四剂

6月11日二诊：胸部颇宽，亦不怯寒，梦已较少，齿龈出血仍较多，噫气少，苔白，舌尖有小朱点，质偏红。

川黄连 6g 枇杷叶 12g 郁　金 10g 仙鹤草 30g

黄　芩 5g 枳　壳 10g 青龙齿 15g 牡　蛎 30g

朱茯神 24g 麦　芽 24g 夏枯草 10g 柏子仁 15g 四剂

医案2

王某，女，47岁，安徽省全椒县白酒公社白酒大队西庄小队。

1987年4月3日初诊：平时觉胸中满，或至喉间如有物阻，然亦无碍吞咽与呼吸也，近一个多月来发病十多次，盖日即一发，有时一日发数次，发则如休克状。有时冷甚，数层棉被覆之方可，但不发热而汗多，四肢常觉不温。大便稀，或日解三四次，近日较可。舌苔白且厚，作板状，舌尖端见一点红色，脉弱，寒甚而肠中有炎证也。治当亟温之，而佐以苦寒，以解肠中之热为妥。

附　片 15g 桂　枝 15g 炒白芍 15g 炙甘草 10g

焦白术 20g 川黄连 5g 干　姜 12g 姜半夏 15g

陈　皮 12g 连蔻仁 12g 焦楂曲各 15g 川厚朴 12g

二剂

4月5日二诊：冷大减，心已定，但胸中仍有所阻也。便仍稀，然较稠于前，汗亦少，舌苔白已去而较红矣，脉较数，上法不足与矣，当从清化。

川黄连 10g　黄　芩 8g　枇杷叶 12g　焦山楂 12g

广木香 10g　紫苏梗 10g　二剂

医案3

林某，女，47 岁，江苏省南京大桥四处。

1987年4月11日初诊：胸痹、胸闷不舒已两年多，夜眠打鼾多喷口水。经常头昏，脑后及项皆不适。苔少质红，脉弱甚，经常利稀，医以顺气丸及黄芪注射液治之，久久皆无效也。口干喜饮，盖壮火为病，上法岂能有效？今反其道而为之。

黄芩连各 12g　葛　根 15g　云茯苓 20g　猪　苓 20g　四剂

4月21日二诊：胸痹大减，头项强痛亦减，舌苔转为水白，脉同前，口干喜饮冷。大小便次数多，量不少。又当反上法也。

焦二术各 10g　桂　枝 15g　姜半夏 15g　陈　皮 12g

川　羌 10g　生　姜 10g　炒白芍 15g　党　参 15g

川厚朴 12g　四剂

5月9日三诊：症状又减，头项仍有强痛感，苔薄，脉浮小弱，上方出入。

桂　枝 12g　葛　根 20g　炒枳壳 12g　川厚朴 12g

姜半夏 12g　四剂

6月12日四诊：患者未来，其女谓服第一方甚佳，要求再予原方，许之。四剂。

8月11日五诊：胸痹时有之，舌较光红而水润。

黄芩连各 10g　郁　金 15g　炒枳壳 12g　天花粉 15g

四剂

五、寄生虫

医案1

石某，男，56岁，安徽省全椒县陈浅公社百子。

1977年6月13日初诊：宿患钩虫病，面黄，全身浮肿，微恶寒，喘促，小便清，大便干有结，舌质淡苔白，脉浮。

茯苓皮 15g　苍白术 12g　白　芍 12g　附　片 10g

生　姜 6g　槟　榔 12g　神　曲 12g　桂　枝 10g

当　归 10g　党　参 10g　防　风 10g　荆　芥 10g　三剂

医案2

王某，男，35岁，安徽省全椒县南屏公社老观陈大队柳庄。

1975年10月1日初诊：肛门作痒，每二三日即有一次，每周必有一次剧发，苔少质红，有小朱点，脉较数，大便有时一日二次或三次，易感冒。

附　片 9g　桂　枝 9g　槟　榔 9g　乌　梅 12g

川黄连 8g　川黄柏 8g　干　姜 6g　党　参 9g

细　辛 9g　炒花椒 8g　四剂

医案3

朱某，女，32岁，安徽省全椒县药材公司门市部。

1975年10月24日初诊：腰疼数年，右膝酸痛，汗不多，怯寒，苔偏白，质淡，脉小弱，右肩酸，肛门作痒似有蛲虫感染，乌梅丸法主之。

附　片9g　桂　枝9g　细　辛9g　槟　榔12g

当　归9g　党　参9g　乌梅肉12g　干　姜9g

炒花椒9g　川黄柏6g　川黄连6g　炒白芍12g　三剂

六、红斑狼疮

医案1

冯某，女，32岁，江苏省六合县北道街47号。

1979年8月13日初诊：一年前在江苏省人民医院（原南京工人医院）诊断为红斑狼疮，现面部完全作深红色，足心、手心亦如此，身有热感时则亦皆红色。1979年7月25日血清免疫学检查：IgG1470mg/dL，IgA408mg/dL，Igm<47mg/dL。今苔水白硗质红，右脉小数滑，左较平，大小便正常，睡眠极差，饮食可进三两，经常耳鸣头痛，手指时而痉挛，汗多怕热。尿常规检查：尿蛋白（+++）。表阳不足而内部则血热炽也，口不渴，益其表阳清其血分之热为主。

附　片10g　紫　草15g　丹　参20g　甘　草20g

川黄连10g　赤　芍12g　薏苡仁20g　丹　皮10g

山　栀10g　五剂

医案2

王某，女，31岁，江苏省南京浦口车辆段客修车间。

1988年11月7日初诊：七月间初发低热，因天热卧地上者四天，周身关节痛，继发高热40.5℃，热前奇冷如疟疾状，持续二十余日，腰酸，头昏，血红蛋白7g/dL，食量较大，小便一日未解，则被诊断为红斑狼疮也。腰痛是入肾也，舌质前大半段皆红，舌尖尤甚，根际稍见白苔，脉较细数。盖发热时即有外感应发之而卧凉地，迫热向内故致高热不已，内热仍甚，内蕴于脏腑间，口不干渴是在血分。心率速，治当凉血清热为主。

紫　草12g　丹　皮10g　丹　参15g　贝　母12g

生　地20g　怀牛膝20g　泽　泻15g　草　薢20g

云茯苓20g　甘　草10g　连　翘15　山　栀12g

川黄连5g　　三剂

11月11日二诊：口干欲饮矣，腰痛减，大便有时隔日解，其他皆如前，药才服二剂也。舌尖仍红，余见硗白苔，脉数稍平。上方去茯苓，减草薢至15g，加石斛20g，墨旱莲15g，生军10g，附片10g。四剂。

11月17日三诊：大便较正常，舌质红尖甚，左肋下时有痛感，头痛如前，腰痛颇已，食纳较减，脉较弱。上方去附片，加紫草至15g、怀牛膝至30g、丹皮至12g，加白芍15g，桃仁18g，川黄连8g。五剂。

11月23日四诊：头痛颇愈，腰痛大减，但口渴喜饮。舌质仍红，右侧后段稍有白苔，脉小弱，左肋下仍痛，身痒。上方出入。

花　粉12g　元　参12g　生　地15g　柴　胡10g

炒白芍12g　紫　草12g　甘粉草10g　丹　皮10g

怀牛膝20g　云茯苓18g　墨旱莲20g　桃　仁15g

生　军 8g　　焦白术 12g　　防　风 10g　　葛　根 12g　　四剂

12月1日五诊： 招外邪以致关节炎发作，关节肿痛，今遂不能自至，当酌情予以调整。肾部痛甚，脾区痛已减，大便日解两次，不稀。上方去生地、元参、生军、葛根，加桑寄生30g，炒枳壳12g，加防风至15g。四剂。

12月7日六诊： 关节痛颇减，他证亦稍减，但舌苔作灰黑色，胸中闷满，口仍渴。上方加紫苏梗10g，川厚朴12g，焦山楂12g，荆芥10g，泽泻15g，加牛膝至30g、白芍至15g。五剂。

1989年1月7日七诊： 因着凉后又发高热，乃住院抢治，所用药以激素为主，今热已平，精神尚可，唯身体增胖觉不适耳。苔磁白，尖较红，汗多，脉较细数，腰痛减，关节有响声，但不痛，有时思饮。上方出入。

丹　皮 12g　　怀牛膝 30g　　连　翘 12g　　薏苡仁 30g

冬瓜仁 30g　　紫　草 12g　　川黄连 6g　　墨旱莲 20g

生　地 30g　　甘　草 12g　　金银花 20g　　独　活 12g

山　栀 12g　　四剂

1月13日八诊： 腰已不痛，唇间发小泡疮，大便较干。上方去独活，加桃仁15g，射干15g，夏枯草15g，天花粉15g，生军10g，减薏苡仁至20g。四剂。

2月2日九诊： 上次来后归家之第三日，上方才服两帖，因手指甲后伤破而感染，遂至高烧，其家人停药。舌质红较嫩，苔磁，唇尚微肿，脉红微数。

黄　芩 8g　　连　翘 12g　　金银花 15g　　甘　草 12g

生　地 20g　　龙牡各 30g　　丹　皮 12g　　山　栀 12g

紫　草12g　块茯苓18g　贝　母15g　五剂

2月18日十诊：精神饮食均佳，两肋仍有痛感，头部时觉嗡嗡然。舌苔薄白质亦较淡，但尖部稍见红色，脉较小数，前方增损之。上方加柴胡10g，夏枯草15g，炒白芍15g。九剂。

3月7日十一诊：情况稳定，头时昏，右胁痛，胸闷。舌质偏红，尤其是右边尖部，脉较数，上法化裁。

柴　胡12g　黄　芩10g　川黄连8g　山　栀15g

丹　皮12g　生　地30g　甘　草12g　炒枳壳12g

大　贝15g　牡　蛎30g　郁　金15g　五剂

3月29日十二诊：情况尚佳，腰痛。纳佳，精神亦可。手背表皮有细小红点，苔微见黄白，质仍透也。上方加金银花20g，紫草12g，连翘12g，加生地至40g、甘草至15g，减柴胡至10g，五剂。病情痊愈。